डॉ. आशिष बोरकर व डॉ. गौरी बोरकर या आर्यवैद्यकातील थोर जोडगोळीने स्थूलता अर्थात वाढती चरबी या आजकालच्या समाजातील सर्वच घटकांतील स्त्री-पुरुषांकरिता अवघड होऊन बसलेल्या समस्येवर अत्यंत अभ्यासपूर्ण पुस्तक लिहिले आहे. या पुस्तकाचे वैशिष्ट्य असे की, प्राचीन आर्यवैद्यकाबरोबर त्याला आधुनिक वैद्यक, आहारशास्त्र, योग, व्यायाम या मुलभूत शास्त्रांची जोड मिळाली आहे.

माझ्या दैनंदिन वैद्यक व्यवहारात मी माझ्या रुग्ण मित्रांना लठ्ठपणा कमी करण्याकरिता ज्वारीची भाकरी, उकडलेल्या भाज्या, बिन मिठाचे जेवण, गरम पाणी व भरपूर व्यायाम एवढेच पाच उपाय सांगतो. या पुस्तकात डॉ. बोरकर द्वयींनी सर्वच लठ्ठ व्यक्तींकरिता भरपूर ज्ञान, अनुभवसमृद्ध उपाय दिले आहेत. त्यांना याच स्वरूपाचे अधिक लिखाणाकरिता व संशोधनाकरिता माझ्या मन:पूर्वक शुभेच्छा!

वैद्य प. य. वैद्य खडीवाले
आयुर्वेद तज्ज्ञ, पुणे.

'स्थूलतेला करा टाटा' हे पुस्तक वाचनात आले. आपापली प्रकृती निरामय असावी, आपल्याला दीर्घायुष्य प्राप्त व्हावे, अशी प्रत्येकाचीच कामना असते, असावी. काही आनुवंशिकतेतून आलेले, तर काही आपल्या जीवनशैलीतून मिळालेले दोष प्रकृती-स्वास्थ्याच्या आड येतात. आजच्या काळात एक मोठा दोष म्हणजे वजन (मेद) जास्त असणे. एखाद्या साथीच्या आजाराची यावी, अशी या मेदवृत्तीची लाट आली आहे. ही थोपवणे गरजेचे आहे. त्यातील जनुकीय दोषांचे परिमार्जन करणे, सध्:परिस्थितीत शक्य नाही, परंतु आपल्या जीवनशैलीत योग्य बदल करणे इष्ट होय. आपला आहार आणि विहार, आपले आचार आणि विचार यांतून आपली जीवनशैली ठरते. या प्रत्येक बाबबीत नेमके काय करता येईल याचा उत्कृष्ट उहापोह डॉ. आशिष बोरकर आणि डॉ. गौरी बोरकर या दोघांनी या पुस्तकात केलेला आहे. भारतात आज विविध प्रकारच्या उपचारपद्धती प्रचलित आहेत. आधुनिक वैद्यक, (ज्याला चुकीने 'ॲलोपॅथी' असेही म्हटले जाते.) आयुर्वेद, होमिओपॅथी, नेचर क्युअर, ॲक्युप्रेशर, ॲक्युपंक्चर, युनानी, सिद्ध, योगोपचार इत्यादी पद्धतींपैकी आपापल्या अभ्यास व अनुभवाच्या आधारे उपचार सुचविले

जातात. डॉ. बोरकरांनीदेखील आयुर्वेदाचा अभ्यास केलेला असल्याने त्यातील फायदेशीर उपचार व विचार मांडलेले आहेत.

या पुस्तकाचा उपयोग अनेकांना होईल असा विश्वास वाटतो. कोणतेही पुस्तक माहिती देते; पण केवळ अनुभव या माहितीचे रूपांतर ज्ञानात करू शकतो. ज्ञानी व्यक्तीच्या देखरेखीखाली व सल्ल्यानेच उपचार करावेत. स्थूलतेच्या विविध अंगाची माहिती प्रत्येकाला असावी या दृष्टीने हे पुस्तक सर्वांनी वाचावे व संग्रही ठेवावे.

डॉ. बोरकर द्वयींना शुभेच्छा देतो.

डॉ. ह. वि. सरदेसाई
एम. डी. (मेडिसीन), पुणे.

डॉ आशिष व डॉ. गौरी बोरकर यांचे 'स्थूलता' (ओबेसिटी) या विषयावरचे पुस्तक स्थूलता का निर्माण होते, त्यामुळे कोणते धोके उद्भवतात, त्यासाठी काय उपाय करता येतात यासंबंधी विवेचन करते. यासाठी काही आधुनिक वैद्यकातील संकल्पना व आद्य आयुर्वेदातील बराचशा दाखल्यांचा त्यांनी वापर केला आहे. आधुनिक वैद्यकातील जीवनशैली आणि भोवतालचे वातावरण (Life style & Environment) अशा बाह्य गोष्टींशी मुख्यत: संबंधित असलेली ही स्थिती आहार व व्यायाम याद्वारे बहुतांश वेळा नियंत्रित करता येते. अर्थात हे बोलणे सोपे, पण करणे कठीण आहे. 'स्थूलतेला करा टाटा' पुस्तकातल्या सूचनांचा, सल्ल्यांचा, स्थूलता घालवण्याचा किंवा टाळण्याचा प्रयत्न करणाऱ्या व्यक्तींसाठी उपयोग होऊ शकेल. तिशी-पस्तिशीतच स्थूलता (यात Adiposity आलीच) आणि मधुमेहाच्या दिशेने वाटचाल सुरू करणाऱ्या अनेक भारतीयांसाठी हा एक महत्त्वाचा विषय आहे हे निश्चित!

डॉ. कौमुदी गोडबोले
क्लिनिकल जेनेटिसिस्ट
दीनानाथ मंगेशकर रुग्णालय, पुणे.

'स्थूलतेला करा टाटा' या पुस्तकाच्या अवतरणासाठी यापेक्षा अधिक योग्य वेळ कोणती? आज भारतात मधुमेह, उच्च रक्तदाब, हृदयविकार यांच्या वाढत्या

प्रादुर्भावाचा सामना करायचा झाला, तर यासारख्या पुस्तकाची साथ हवीच.

वजन कमी करण्यासाठी व्यायाम, आहार यांचं विस्तृत विवेचन या पुस्तकामध्ये आहेच. शिवाय डाएट करणाऱ्या व्यक्तींच्या होणाऱ्या चुका, त्यावरील उपाय याचंही विवेचन आहे.

उच्च रक्तदाब की मधुमेह, आजार कुठलाही असो, आज वैद्यकीय उपचारांबरोबरच नॉन-फार्मलॉजिकल उपचारांचं महत्त्व सर्वत्र मानलं जातंय आणि यासारखं पुस्तक म्हणजे एक महत्त्वाचा मैलाचा दगडचं!

डॉ. श्री. व सौ. बोरकर यांच्या उपक्रमाला वैयक्तिकरित्या माझ्यातर्फे आणि स्वास्थ्य हॉस्पिटल व मेडिकल रिसर्च सेंटर परिवारातर्फे शुभेच्छा!

डॉ. अभिजित पाठक
हृदयरोग तज्ज्ञ,
अहमदनगर.

स्थूलता झपाट्याने सर्वव्यापी होत चाललेला विकारसमूह आहे. हा विकार सर्वार्थिने सर्वव्यापी आहे. याला आता वय, लिंग आणि भौगोलिक मर्यादा राहिलेल्या नाहीत. शरीरात सर्व अवयवांवर याचा आघात होतो.

स्थूलता हा विषय इतका गंभीर झाला आहे की, त्यावर मोठ्या प्रमाणात संशोधन चालू आहे. अनेक प्रकारची औषधे, ऑपरेशन्स, यंत्रे, उपचार पद्धती, जीम पॅकेजेस यांचा अगदी बाजार उठला आहे. यावरील पुस्तके एकत्र केली, तर मोठी प्रदर्शने भरवता येतील.

'स्थूलतेला करा टाटा' या डॉ. गौरी बोरकर व डॉ. आशिष बोरकर यांनी लिहिलेल्या पुस्तकात स्थूलतेच्या सर्वच अंगांची मांडणी केली आहे. यात शास्त्रीय माहिती असून अनेक उदाहरणे असल्याने पुस्तक ओघवते झाले आहे. आयुर्वेद हा त्यांचा विषय असल्यामुळे मूळ श्लोकांचा आधार घेऊन अतिशय उत्तम मांडणी केली गेली आहे.

या पुस्तकात दिलेल्या संकलित श्लोकांमध्ये स्थूलतेचे वर्णन, कारणे, उपाय आणि आहाराबद्दलचे मार्गदर्शन अतिशय चपखल आहे. तसेच स्थूल लोकांसाठी यामध्ये व्यायामाचे मार्गदर्शनही केलेले आहे. कोणत्याही साधनांशिवाय सांगितले गेलेले व्यायामप्रकार हे याबरोबरच्या डी.क्ही.डी.चे खास वैशिष्ट्य आहे.

'स्थूलतेला करा टाटा' हे डॉ. गौरी बोरकर व डॉ. आशिष बोरकर यांनी लिहिलेले पुस्तक प्रत्येकाच्या संग्रही असावे, प्रत्येकाने ते संग्रही ठेवून त्याप्रमाणे आचरण करावे आणि संतुलित शारीरिक व मानसिक आरोग्य मिळवावे. डॉ. बोरकरांचा पुस्तक लिहिण्याचा खटाटोप आणि या सर्व प्रक्रियेतील त्यांचा हेतू साध्य होवो, हीच ईश्वरचरणी प्रार्थना!

डॉ. मिलिंद मोडक
अस्थिरोग तज्ज्ञ,
पुणे.

सध्या बाजारात 'स्थूलता' ह्या विषयावर अनेक पुस्तके उपलब्ध आहेत, परंतु बुजुर्गांनी लिहिलेल्या पुस्तकाशी स्पर्धा करू शकेल असे हे उत्कृष्ट पुस्तक आहे.

योग्य उदाहरणे व दाखले दिल्यामुळे हे पुस्तक वाचताना कंटाळा येत नाही. मुख्यत: स्थूलता म्हणजे काय, त्यामुळे शरीराच्या विविध क्रिया-प्रक्रियांवर काय परिणाम होतात ह्याचे सुंदर व समर्पक विवेचन या पुस्तकात केलेले आहे.

सर्व वयातील लोकांनी संग्रही ठेवावे व त्याचा प्रत्यक्ष जीवनात उपयोग करून घ्यावा, असे हे पुस्तक आहे. नवविवाहित दांपत्याने यातील सूचनांचा उपयोग केल्यास त्यांचे वजनही नियंत्रणात राहील आणि आपल्या मुलांना वाढवितांना त्यांची दृष्टी डोळस राहील.

कितीतरी पुस्तकांमध्ये वजन कमी करण्यासाठी अत्यल्प आहार घेऊन वजन कमी करण्यावर (क्रॅश डाएटवर) भर दिलेला असतो. त्याचा परिणाम काय दिसतो? तर क्रॅश डाएट करताना प्रचंड थकवा जाणवतो व माणूस निरुत्साही होतो आणि क्रॅश डाएट बंद केल्यावर वजन जास्त जोमाने वाढू लागते. या पुस्तकाचे असे वैशिष्ट्य आहे की, यातील सूचनांचे पालन केल्यास व आहाराची निवड सांगितल्याप्रमाणे केल्यास वजन हळूहळू, पण नियमितपणे आणि कुठलेही दुष्परिणाम न होता कमी होते!

स्थूलता अनुवांशिक असेल, तर गर्भवती स्त्रियांनी कोणती काळजी घ्यावी, हे या पुस्तकामध्ये स्पष्ट केले आहे. आपली अशी समजूत असते की, गर्भवती स्त्रीचे डोहाळे पुरवले नाहीत, तर गर्भातिल बाळाची वाढ नीट होणार नाही. ही समजूत किती चुकीची आहे आणि त्यामुळे बाळाला मोठेपणी स्थूलतेला कसे सामोरे जावे लागते,

याची सर्वसामान्यांना जाणीवही नसते. मुलांना नको असतांनाही खाऊ घालणे म्हणजेच आपण त्यांची नीट काळजी घेतो, असाही एक प्रचलित गैरसमज आहे. त्याविषयीसुद्धा इथे विवेचन केलेले आहे.

पुढेही, बाळ एक वर्षाचे होईपर्यंत त्याला काय आहार द्यावा याचे योग्य मार्गदर्शन केलेले आहे. मूल बाळसेदार असेल, तरच ते आरोग्यसंपन्न आहे, अशीही प्रचलित समजूत आहे; परंतु आरोग्यसंपन्न म्हणण्यासाठीचे निकष किती वेगळे आहेत, हेही नामवंतांना व त्यांच्या घरातील वडीलधाऱ्यांना हे पुस्तक वाचल्यावर कळेल.

स्थूलतेविषयी डॉक्टरांनी वेळोवेळी दिलेले सल्ले ऐकून (कधी ऐकल्याचे नाटक करून) सोडून दिले जातात, परंतु हे पुस्तक अंतर्मुख करणारे आहे आणि मला विश्वास वाटतो की, कुठलीही स्थूल व्यक्ती ह्या पुस्तकाच्या वाचनानंतर गांभीर्याने स्वत:चे आयुष्य घडवेल.

डॉ. विवेक देशपांडे
बालरोग तज्ज्ञ,
अहमदनगर.

स्थूलता हा 'पॅनडेमिक' म्हणजे संपूर्ण जगभर पसरलेला आजार आहे हे WHO या जागतिक संघटनेने घोषित केले आहे. त्याचे प्रमाण झपाट्याने वाढत आहे. भारत हा एकमेव देश आहे, जिथे कुपोषण व स्थूलता ह्या दोन्ही मोठ्या समस्या आहेत. स्थूलतेमुळे हृदयविकार, डायबेटीस, रक्तदाब या आजारांना आमंत्रण मिळते. खाण्याच्या सवयी, व्यायाम न करणे यावरच स्थूलता जास्त अवलंबून आहे. भूक असणे व सवय लागणे यात फरक आहे. ताटातले सर्व संपवण्यापेक्षा लागेल तेवढेच ताटात घ्यावे हे शिकवण्याची गरज आहे. दूरदर्शन समोर बसून खाणे, तसेच वेफर्स, कुरकुरे खाणारे 'काऊच पोटॅटो' आजकाल सर्व घरांमध्ये आहेत. त्यामुळे आपण आपले आयुष्य कमी तर करतोच आहोत, पण स्वत:च स्वत:ला अपंग बनवतो आहे. जिभेवर नियंत्रणाची सवय व योग्य पदार्थाची सवय बाळाला वयाच्या सहाव्या महिन्यापासूनच लागली पाहिजे. आजारपण, चण, गर्भातील पेशींची वाढ यावर स्थूलता अवलंबून असते. आपण निसर्गातील नियमांचे पालन करायला हवे. खरंच, अत्यंत महत्त्वाच्या व दुर्लक्षित विषयावर अत्यंत सोप्या

मराठीत शास्त्रीय माहिती व व्यायामाची डी. व्ही. डी. देणाऱ्या लेखकद्वयींचे, डॉ. श्री. व सौ. बोरकर यांचे करावे तेवढे कौतुक कमीच आहे. त्यांच्या गर्भसंस्कार पुस्तकाप्रमाणेच या पुस्तकालासुद्धा वाचक भरभरून प्रतिसाद देतील, याची मला मनापासून खात्री आहे.

डॉ. सुचित तांबोळी,
बालविकास तज्ज्ञ,
अहमदनगर.

कॅन्सर नेमका का होतो, याचा शोध अजूनही शास्त्रज्ञांना लागलेला नाही; पण आपल्या परिसरातील कोणकोणत्या गोष्टी 'कार्सिनोजेनिक' (कॅन्सरला हातभार लावणाऱ्या) आहेत, ह्याची दोरी मात्र शास्त्रज्ञांच्या हाती लागली आहे.

सध्या आपल्या आहारविषयक पदार्थांमधील सॉस, जॅम, जेली यातील प्रिझर्वेटिव्हज, तसेच रंग, प्लॅस्टिकचे अंश, तंबाखू, काही रसायने ह्या गोष्टी कॅन्सरला कारणीभूत आहेत यात शंका नाही.

स्थूलता म्हणजेच लठ्ठपणा अर्थात ओबेसिटी! पण याचबरोबर आनुवंशिकता असल्यास मात्र त्या प्रत्येक व्यक्तीला कॅन्सरचा धोका इतरांपेक्षा खूप जास्त असतो.

म्हणूनच स्थूल स्त्रियांनी पस्तिशीनंतर (गरोदर नसताना आणि बाळ अंगावर पीत नसताना) दर दोन वर्षांनी स्तनांचा एक्स-रे व सोनोग्राफी (Mamosonography), तसेच ओटीपोटाची सोनोग्राफी व गर्भाशयाच्या तोंडाची (Cervix) तपासणी अवश्य करून घ्यावी. तसेच जी स्त्री स्थूल आहे व तिच्या घरात कॅन्सरची आनुवंशिकता आहे, अशांनी तर दर वर्षी तपासण्या कराव्यात.

आनुवंशिकता व स्थूलता असणाऱ्या पुरुषांनीसुद्धा ॲसिडीटी, बद्धकोष्ठता व जुलाब वारंवार होणे याकडे दुर्लक्ष करू नये.

डॉ. बोरकरांनी वजन कमी कसे करावे याचा सुंदर उहापोह या पुस्तकात केला आहे. सोपे व्यायाम प्रकार व उपवास न करता दिवसातून चार वेळा खाऊनही वजन कमी करता येते, याचे शास्त्रीय वर्णन व आयुर्वेदाचा आधार घेऊन सांगितलेले पथ्य यावरून त्यांनी केलेला सखोल अभ्यास लक्षात येतो.

मला एक कॅन्सररोगतज्ज्ञ म्हणून एवढेच सांगावेसे वाटते की, जर आपल्या घरात कर्करोगाचा इतिहास असेल आणि आपण स्थूल असाल, तर ताबडतोब

डॉ. बोरकरांनी सांगितलेला आहार, औषधे व व्यायाम ही त्रिसूत्री अंगीकारावी.

आपले वजन कमी झाल्यावर आपला कर्करोग होण्याचा धोकाही निश्चित कमी होईल, यात शंका नाही.

डॉ. सतिश सोनवणे
कॅन्सर सर्जन,
अहमदनगर.

एक स्त्रीरोगतज्ज्ञ या नात्याने मी लठ्ठपणा अर्थात ओबेसिटीचा फार गांभीर्याने विचार करतो. लठ्ठपणा हा आनुवंशिकता आणि वातावरण यांवर अवलंबून असतो. आपण आनुवंशिकता बदलू शकत नाही, पण आपली जीवनशैली तर बदलू शकतो!

काही मुलींमध्ये वयात येतांना अचानक वजन वाढायला सुरुवात होते आणि हे वाढलेले वजन पुढील आयुष्यात कमी होणे अवघड असते म्हणून पालकांनी वेळीच आवश्यक ती खबरदारी घेतली पाहिजे.

गर्भधारणेपूर्वी किंवा गर्भावस्थेच्या पहिल्या तीन महिन्यात व्यवस्थित वजन असणाऱ्या मुली बरेचदा प्रसूतीनंतर वजन वाढल्याने अगदी पोक्त दिसतात. परदेशात मात्र असे नाही. तिकडे गर्भारपण आणि प्रसूतीनंतर वेगवेगळे व्यायामप्रकार करून घेतले जातात, त्यामुळे त्यांचा बांधा व्यवस्थित राहतो.

रजोनिवृत्तीनंतर (*Menopause*) येणारी स्थूलता असेल अशा स्त्रियांमध्ये पाळी जातांना हॉट फ्लॅशेस, हाडांमध्ये ठिसूळपणा, वारंवार जननेंद्रियांचा जंतूसंसर्ग याचे प्रमाण जास्त आढळते. वंध्यत्वावर (*Infertility*) उपचार देतानाही लठ्ठपणा हा मोठा अडथळा असतो.

सध्या बाजारात स्थूलतेवर बरीच पुस्तके उपलब्ध असली, तरी पुस्तक व डी. व्ही. डी. असा संच मात्र मराठी भाषेतून प्रथमच प्रकाशित होत आहे. त्यामुळे आपण घरच्या घरी डी.व्ही.डी.तील व्यायाम प्रकार करून वजन कमी करू शकाल. डॉ. बोरकरांच्या पुस्तकास व भावी संशोधनास शुभेच्छा!

डॉ. निलेश शेळके
स्त्रीरोग तज्ज्ञ.

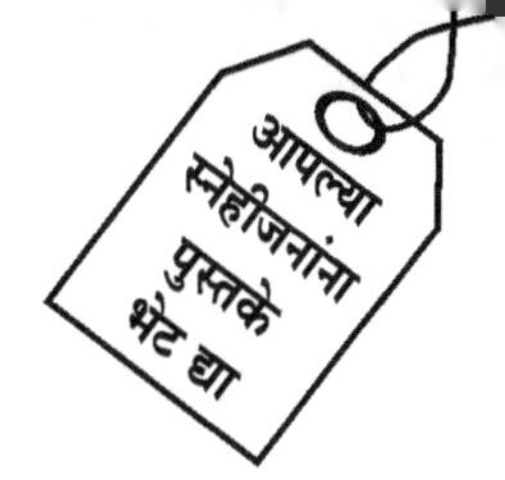

स्थूलतेला करा टाटा

डॉ आशिष बोरकर
डॉ. गौरी बोरकर

मेहता पब्लिशिंग हाऊस

STHULATELA KARA TATA

by Dr. ASHISH BORKAR, Dr.GAURI BORKAR

स्थूलतेला करा टाटा / मार्गदर्शनपर

© डॉ. आशिष बोरकर, डॉ. गौरी बोरकर

स्वामी समर्थ प्लाझा, गाळा नं. ४ व ५, शमी गणपती मंदिरासमोर, दिल्लीगेट, अहमदनगर.

प्रकाशक   : सुनील अनिल मेहता, मेहता पब्लिशिंग हाऊस, १९४१,सदाशिव पेठ, माडीवाले कॉलनी, पुणे – ३०.

मुखपृष्ठ   : चंद्रमोहन कुलकर्णी

प्रकाशनकाल: जुलै, २०१२ / ऑक्टोबर, २०१२ / पुनर्मुद्रण : नोव्हेंबर, २०१४

ISBN for Printed Book - 978-81-8498-404-0

ISBN for E-Book 978-81-8498-574-0

व्यायाम ही दीर्घायुष्याची किल्लीच आहे.

स्थूलता निवारणासाठी सिद्ध झालेल्या
प्रत्येकाला हे पुस्तक व डी. व्ही. डी.
प्रेमपूर्वक व शुभेच्छांसह अर्पण!
– डॉ. आशिष बोरकर
– डॉ. सौ. गौरी बोरकर

प्रस्तावना

जागतिक आरोग्य संघटनेने (WHO) स्थूलता हा आधुनिक जगामधील सर्वांत जास्त आढळणारा व तरीही सर्वांत दुर्लक्षित आजार आहे, असे म्हटले आहे. हे जसे सामाजिक पातळीवर सत्य आहे, तसेच वैयक्तिक जीवनामध्येही सत्य आहे. मुळातच आपण अथवा आपले मूल स्थूल आहे, हे मान्य करायला हवे. म्हणजे मग स्थूलतानिवारणासाठी आपल्याकडून योग्य ते प्रयत्न केले जातील. स्थूलता हा जीवनशैलीचा आजार आहे. डॉ. गौरी व डॉ. आशिष बोरकर यांच्या या पुस्तकात जीवनशैली कशी बदलावी याचे उत्तम विवेचन केले गेले आहे.

स्थूलतेवर कोणतीही जादूची गोळी नाही. व्यायाम, आहार व शिस्तबद्ध जीवनशैली हीच स्थूलतेला आळा घालण्याची त्रिसूत्री आहे.

परिश्रमो मिताहारो द्वे एते औषधे मम् ।

नित्यं ते सेवमानस्य व्याधिभ्यो मे भयं कृतः॥

हेच या पुस्तकातून सहजतेने उलगडले आहे. शारीरिक कष्ट म्हणजेच व्यायाम व संतुलित आहार कसा पाळावा याचे शास्त्रशुद्ध विवेचन अनेक दाखल्यांसह या पुस्तकात देण्यात आले आहे.

डॉ. गौरी व डॉ. आशिष बोरकर यांनी आयुर्वेदाची पदवी संपादन केल्यापासून स्थूलतेच्या समस्येवर सखोल अभ्यास केला आहे. स्थूलतेच्या समस्येला आळा घालण्यासाठी व याबाबत समाजात जागरूकता निर्माण करण्यासाठी त्यांनी अनेक वर्षे अथक परिश्रम केले आहेत.

साध्या व सोप्या शब्दांमध्ये स्थूलतेचे विवेचन करताना प्रत्येक प्रकरणांमध्ये अनेक उदाहरणे, दाखले व तक्ते दिले आहेत. व्यायाम कसा करावा हे सहज समजण्यासाठी या पुस्तकाबरोबर दिलेली व्यायामाची डी.व्ही.डी. वाचकांस विशेष उपयुक्त ठरेल.

डॉ. गौरी व डॉ. आशिष बोरकर यांच्या या पुस्तकास हार्दिक शुभेच्छा!

डॉ. वामन खाडिलकर
एन्डोक्रिनोलॉजीस्ट, पुणे.

मनोगत

ही गोष्ट साधारणपणे पाच वर्षांपूर्वी घडलेली. अजूनही स्पष्ट आठवतेय. जुलै महिन्यातील एक पावसाळी दुपार. सकाळची ओ.पी.डी. आटपून मी नुकताच घरी परतलो होतो. मोबाईल वाजला. समोरून परिचिताचाच आवाज, ''आशिष, निखिल गेला. निखिल एक्सपायर्ड जस्ट नाऊ.'' छातीत धस्स झालं.

ताबडतोब पुण्याला जायला निघालो. भूतकाळ समोर उभा राहिला. निखिल आणि मी बारावीपर्यंतचे सहाध्यायी. निखिल अत्यंत बुद्धिमान. दहावी-बारावी दोन्ही वेळा बोर्डात चमकलेला. पुण्याच्या नामांकित अभियांत्रिकी महाविद्यालयातून अभियांत्रिकी पदवी मिळविणारा. माझे वैद्यकीय शिक्षण पुण्यालाच झाले असल्याने पुण्यातही अनेक वेळा भेटणारा. पुढे एका जगप्रसिद्ध आय.टी. कंपनीत नोकरी आणि अनुभवाच्या व हुशारीच्या जोरावर केवळ पाच-सहा वर्षांत मॅनेजमेंटमध्ये प्रवेश मिळवणारा माझा कर्तृत्ववान मित्र, असा अचानक गेल्याने मी धास्तावून गेलो होतो. साधारण वर्षभरापूर्वीच त्याचे त्याने निवडलेल्या जोडीदाराबरोबरच लग्न झाले होते. जोडी एकमेकांना एकदम अनुरूप! सगळेकाही छान होते. मग हे असे अचानक का झाले?

अधूनमधून नगरला आल्यावर निखिल भेटायला यायचा. प्रत्येक वेळी त्याला म्हणायचो, ''अरे, केवढा जाड झालास! जरा व्यायाम वगैरे करत जा.'' तोही मान हलवायचा. माझे स्थूलतेवर संशोधन सुरू आहे हे त्यालाही माहीत असावे, त्यामुळे नगरला आला की, एक चक्कर नक्की मारायचा. मीसुद्धा त्याला आरोग्याबद्दल चार गोष्टी सांगायचो. काही औषधे, व्यायाम, आहार सुचवायचो; पण म्हणतात ना, घर की मुर्गी दाल बराबर! तो माझे काही ऐकत असेल असे त्याच्या शरीरयष्टीवरून कधी वाटलेच नाही. उलट दर वेळी दोन-तीन किलो वजन वाढलेलेच असायचे. चालताना दमही लागायचा त्याला. डोळ्यांच्या खाली, मान, गळा यावर काळसरपणा, पोटाचा घेर दिवसेंदिवस वाढत चाललेला. एकदा चक्कर आली म्हणून पुण्यातील एका नामांकित हृदयरोगतज्ज्ञालाही त्याने दाखवले होते. त्यांनीही औषधांबरोबर व्यायामाचा सल्ला दिला होता. निखिलला कामाचा व्याप जबरदस्त होता. महिन्यातले दहा दिवस हा विमानातच असायचा. तिशी ओलांडण्यापूर्वीच जगातील अर्धे देश फिरून आलेला. कंपनीने दिलेल्या सर्व जबाबदाऱ्या चोखपणे उचलणारा आणि त्याच्या भाषेत टार्गेट पूर्ण करणारा वर्कोहोलिक माणूस!

पुण्याला गेल्यावर समजले की, सकाळी ऑफिसमध्ये मिटिंगमध्येच निखिलला चक्कर येणे, अस्वस्थपणा जाणवत होता. छातीही दुखत होती. ए.सी.मध्येही घाम येत होता. त्याला रुग्णवाहिकेतून एका नामांकित हॉस्पिटलमध्ये हलविण्यात आले. डॉक्टरांनी त्यांच्या परीने प्रयत्न केले, परंतु यश आले नाही. हृदयविकाराच्या तीव्र झटक्याने त्याचे निधन झाल्याचे डॉक्टरांनी सांगितले होते. त्याच्या कुटुंबीयांना भेटणे, सांत्वन करणे वगैरे आटोपून नगरला परत आलो. रूटीन परत सुरू झाले. निखिलच्या अशा अचानक जाण्याने मन प्रचंड अस्वस्थ होते.

साधारण महिन्याभराने पुण्याला जाणे झाले. न राहवून त्याच्या घरी गेलो. निखिलच्या वडिलांकडून त्याच्या आजाराच्या फाइली मागितल्या. त्यांनी माझ्यासमोर एक गठ्ठाच ठेवला.

निखिलने पुण्यातील नामांकित डॉक्टरांचे उपचार घेतले होते. विविध लॅबच्या तपासण्यांचे कागदही मी पाहिले आणि मी थक्क झालो. निखिल 'मेटॅबोलीक सिण्ड्रोम'चा (चयापचयातील दोष) पेशंट होता. त्याला मिळालेले उपचारही योग्य होते. मात्र डॉक्टरांनी सांगितलेल्या आहाराच्या व व्यायामाच्या सल्ल्यांकडे त्याने साफ दुर्लक्ष केले होते.

कामाचा प्रचंड शारीरिक आणि मानसिक ताण, आहारातील चुकीच्या सवयी, आणि सगळे कळूनसुद्धा स्वतःच्या प्रकृतीकडे झालेले अक्षम्य दुर्लक्ष यामुळे माझ्या या कर्तृत्ववान मित्राचा अकाली बळी गेला. मी ही घटना आयुष्यात कधीही विसरू शकत नाही.

'बाय बाय ओबेसिटी' हे स्क्रिप्ट लिहिताना निखील मला सारखा आठवायचा. किंबहुना निखिलच्या अकाली जाण्यानेच हे लेखन घडले आहे, असे म्हणणे अधिक योग्य ठरेल.

स्थूलतेवर संशोधन करताना स्थूलतेवर मात करण्यासाठी प्रकृती आणि व्यवसाय यानुसार योग्य आहार, वेळप्रसंगी योग्य औषधोपचार आणि नियमित व्यायाम ही त्रिसूत्रीच आवश्यक आहे, असे दहा वर्षांतील हजारो रुग्णांच्या अनुभवावरून माझ्या लक्षात आले आहे.

कुठलेही संशोधन ही अविरत चालणारी प्रक्रिया आहे. माझे ज्ञान, बुद्धी यांच्या कुवतीनुसार जास्तीत जास्त मिळालेले ज्ञान आपल्यासमोर ठेवत आहे. यामध्ये

जास्तीत जास्त लोकांनी या पुस्तक व डी. व्ही. डी.चा लाभ घेऊन एक संतुलित शारीरिक व मानसिक आरोग्य मिळवावे, हा या निर्मितीचा शुद्ध हेतू! हा हेतू सफल व्हावा, ही धन्वंतरी प्रभुचरणी प्रार्थना! आपल्या प्रतिक्रियांच्या प्रतिक्षेत,

॥ शुभं भवतु ॥

डॉ. आशिष बोरकर
(आयुर्वेद व स्थूलतानिवारण तज्ज्ञ)

डॉ. सौ. गौरी बोरकर
(आयुर्वेद व गर्भसंस्कार तज्ज्ञ)

ऋणनिर्देश

'स्थूलतेला करा टाटा' पुस्तकाच्या निर्मितीमध्ये अनेक जणांचा प्रत्यक्ष किंवा अप्रत्यक्ष सहभाग प्राप्त झाला आहे. पुणे येथील ज्येष्ठ वैद्यक तज्ज्ञ आदरणीय वैद्यराज प. य. खडीवाले व डॉ. ह. वि.सरदेसाई यांनी या पुस्तकासाठी दिलेले अभिप्राय हे प्रत्यक्ष प्रभू धन्वंतरींचे आशीर्वादच आहेत, असे आम्ही मानतो. विशेषत: या पुस्तकाबरोबर असलेल्या डी. व्ही. डी.च्या निर्मितीमध्ये अनेक जणांचे योगदान आहे. प्रसिद्ध मराठी अभिनेत्री सोनाली कुलकर्णी आणि मॉडेल ऋषीकेश करमाळकर यांनी या निर्मितीसाठी भरपूर मेहनत घेतली आहे. सोनालीने एका फोनमध्ये या निर्मितीमध्ये सहभागी होण्यास होकार दिला आणि आम्हांला मनापासून सहकार्य केले. या डी. व्ही. डी.मधील सर्व व्यायामप्रकार डिझाईन करणाऱ्या प्रसिद्ध कार्डिओट्रेनर सौ. स्नेहा खिस्ती यांनी ही डी.व्ही.डी. चांगली होण्यासाठी अथक परिश्रम घेतले आहेत. त्यांचे आम्ही ऋणी आहोत. ही डी. व्ही. डी. तांत्रिकदृष्ट्या उत्तम व्हावी यासाठी मुंबईचे चित्रपट दिग्दर्शक श्री. विजय शिंदे आणि त्यांची संपूर्ण टीम यांनी मनापासून सहकार्य केले. त्यांचे आम्ही आभारी आहोत. पुण्यातील प्रसिद्ध निवेदिका अर्चना सप्तर्षी यांनी 'मेडिटेशन फॉर ओबेसिटी'साठी अत्यंत सुंदर निवेदन केले आहे. त्यांचे आम्ही आभारी आहोत.

आमचे स्नेही आणि पुणे येथील वरिष्ठ सरकारी अधिकारी श्री. उत्तमराव कर्पे, तसेच पुण्याच्या ल्युपिन फाऊंडेशनचे श्री. आर. के. बढे यांनी या निर्मितीसाठी आम्हाला मनापासून मदत केली आहे. आम्ही त्यांचे शतश: ऋणी आहोत. 'हॉटेल यश ग्रँड' या तारांकित हॉटेलचे व्यवस्थापक, स्टाफ आणि श्री. गाडे साहेब यांची चित्रीकरणासाठी व अन्य सर्व व्यवस्थांसाठी मोलाची मदत झाली. त्यांचे आम्ही आभारी आहोत.

आमचा मित्रपरिवार, कर्मचारी वर्ग, आमचे आई-वडील आणि आमची मुले चिन्मय व वाङ्‌मय यांच्या सहकार्याशिवाय ही निर्मिती पूर्ण होणे शक्यच नव्हते. त्यांचेही आभार मानतो.

'मेहता पब्लिशिंग हाऊस'चे श्री.सुनील मेहता, सौ. राजश्री देशमुख आणि मेहता पब्लिशिंग हाऊसची संपूर्ण टीम यांनी वेळोवेळी पुस्तक प्रकाशनाच्या दृष्टीने आम्हाला मार्गदर्शन आणि सहकार्य केले आहे. त्यांचेही मनापासून आभार!

- डॉ. आशिष बोरकर
- डॉ. सौ. गौरी बोरकर

विषयप्रवेश

'डॉक्टर, तुमचे ते वजन कमी करणाऱ्या औषधाचे किट मला द्या, मात्र मला आहारातील पथ्ये आणि तुम्ही सांगत असलेला व्यायाम करायला मला अजिबात जमणार नाही.' स्थूलतेवर उपचार घेण्यासाठी आलेल्या बहुसंख्य रुग्णांचे हे नेहमीचे वाक्य! अशा रुग्णांसाठी मग आम्हांला जास्त वेळ द्यावा लागतो. स्थूलतेची अथपासून इतिपर्यंतची सर्व माहिती अशा रुग्णांना द्यावी लागते आणि मग तो रुग्ण औषधांबरोबरच आहारातील पथ्ये आणि नियमित व्यायाम करण्यास तयार होतो.

स्थूलतेवरचा संशोधन-प्रकल्प राबविताना आणि स्थूलतेच्या रुग्णांवर उपचार करताना एक गोष्ट आमच्या पक्की ध्यानात आली आहे. ती म्हणजे व्यायाम सोडून हे लोक सर्व गोष्टी करायला तयार असतात.

स्थूलतानिवारणामध्ये आयुर्वेदिक औषधांचा सर्वांत महत्त्वाचा उपयोग म्हणजे, वाढलेल्या वजनामुळे झालेला स्रोतसांचा अवरोध दूर करणे व शरीरधातूंचे कुपोषण रोखणे. कारण स्थूलतेमुळे शरीरामध्ये निर्माण झालेल्या जीवनीय कमतरता (Deficiencies) दूर झाल्या नाहीत, तर विविध व्याधींना आमंत्रणच मिळते. त्यामुळे संतुलित आहार आणि नियमित व्यायामाबरोबरच सुरुवातीला काही स्थूलतानिवारक औषधे वापरणे क्रमप्राप्त ठरते. सर्वसामान्यपणे नियमितपणे घेतल्या जाणाऱ्या वेदनाशामक औषधांपेक्षाही ही औषधे सुरक्षित असतात. अर्थात फक्त औषधेच घेऊन स्थूलतेवर मात करता येते का? याचे उत्तर 'नाही' असेच आहे. औषधांची भूमिका महत्त्वाची असली, तरी नियमित व्यायाम, आपली प्रकृती आणि व्यवसाय यांना अनुरूप असा आहार घेणे आवश्यकच असते. नुसतीच औषधे, नुसताच व्यायाम किंवा नुसते आहारातील पथ्यपालन स्थूलतेच्या निवारणासाठी कुचकामी ठरते.

बरेच रुग्ण सांगतात की, डॉक्टर, आम्ही वजन न वाढवणारा भात खातो, Low Calorie Food खातो. काही जण सांगतात, मी वजन कमी करणाऱ्या गादीवर झोपतो, पोट कमी करणारे व्हायब्रेटींग बेल्ट वापरतो, वजन कमी करणाऱ्या चपला आणि कानातलेही वापरतो. काही जण सांगतात की, आम्ही वजन कमी करणाऱ्या गव्हाच्या पिठाची पोळी खातो, कोलेस्ट्रॉल न वाढविणारे तूप वापरतो. मला असे हे सगळे अभिमानाने सांगणाऱ्या लोकांचा सत्कारच करावासा वाटतो. मग माझा त्यांना नेहमीचा प्रश्न – 'काही व्यायाम वगैरे करता की नाही?'

मला वाटते की, या प्रकारच्या वस्तू विकणाऱ्या जाहिरात कंपन्यांना आपल्यात लपलेला आळसरूपी राक्षस चांगलाच माहिती झालेला आहे. गादी-बेल्टपासून ते अगदी कानातल्यापर्यंत विविध उत्पादने विकणाऱ्या कंपन्या छान-छान जाहिराती करून आपला खिसा रिकामा करण्याचे कोणतेच प्रयत्न सोडत नाहीत. आपण या जाहिरातबाजीच्या इतके प्रभावाखाली असतो की, आपण काय काय उचलून घरी आणतो, हे आपल्यालाच उमजत नाही. जाहिरात करणाऱ्या मॉडेलला तिचे पैसे मिळतात हो! ती गादी, ते कानातले किंवा तो बेल्ट वापरून तो किंवा ती मॉडेल सुडौल झाले आहेत, असे आपणास वाटते का? एखादे गोरे होण्याचे क्रीम वापरून कधी कोणी काळ्याचे गोरे होताना पाहिले आहे का? तसेच आहे हे!

माझ्याकडे एकदा १०९ किलो वजनाच्या ४५ वर्षांच्या काकू आल्या आणि म्हणाल्या, ''डॉक्टर मला तुमचे ते औषध नको. मी नाही घेणार आणि व्यायामाचे तर नावही घेऊ नका. माझे गुडघे, कंबर दुखतात, त्यामुळे मी व्यायाम अजिबात करणार नाही.'' मी म्हटले, ''काकू, Knee Cap वापरून थोडे थोडे चालण्याचा व्यायाम करा.'' त्या म्हणाल्या, ''नको, Knee Cap मला घट्ट होतात आणि खरे सांगू का, मला चालायला खूप बोअर होते. सध्या आठवड्यातून दोनदाच मी पार्टीज अटेंड करू शकते. काय करू, जावेच लागते हो!''

मी त्यांना एक-दोन उपाय आणि आहार-तक्ता वगैरे सुचविला, पण प्रत्येक उपायावर त्यांची आपली नकारघंटा. शेवटी चिडून मी त्या काकूंना म्हटले, ''काकू, सरळ तुम्ही एखाद्या मांत्रिकाकडेच जा. मी तुम्हांला उपचार देण्याएवढा हुशार नाही.'' (मनात म्हटले, 'तो मांत्रिकच तुमचे डोके ठिकाणावर आणेल!')

विनोद जाऊ दे, पण असे खूप वेळा होते की, आळसामुळे स्थूलतेचे रुग्ण काहीच करायला तयार नसतात. डॉक्टरांनी जादूने बरे करावे ही त्यांची अपेक्षा असते.

अर्थात खूप व्यायाम करून खूप खाणारे मल्लही माहीत असतीलच तुम्हांला! त्यांची पोटे कशी थुलथुलीत असतात. दिवसभर आखाडा आणि हादडणे एवढ्या दोन गोष्टीच यांना माहीत असतात. असे लोक व्यवसायात यशस्वी आणि आरोग्यसंपन्न असलेले अभावानेच आढळतात. जपानमधल्या सुमो पहिलवानांचे आयुर्मान किती अल्प असते, हे आपण जाणताच. थोडक्यात, नुसताच खूप

व्यायाम करूनही आपले शरीर आरोग्यसंपन्न असणार नाही. नुसते खाऊन व बसून तर मुळीच नाही. व्यायाम-आहार यांचे योग्य संतुलनच आरोग्याकडे नेते, हे विसरून चालणार नाही.

आमच्याकडे वंध्यत्वासाठी (मूल न होणे) येणाऱ्या केसेसपैकी ५० टक्के लोकांना सुटलेल्या पोटामुळे आणि वाढलेल्या वजनामुळे हा प्रॉब्लेम आहे असे सांगितले की, त्यांना आश्चर्य वाटते. कारण त्यांच्या लॅब-सोनोग्राफीच्या सर्व तपासण्या नॉर्मल असतात. त्यातील कितीतरी रुग्णांना पोटावरची चरबी कमी करणारी औषधे आणि व्यायाम सुचविल्यावर फायदा झालेला आढळतो. काही महिन्यांतच हे लोक आम्हाला 'गुड न्यूज' कळवतात. असो.

मी लहान असतानाची गोष्ट आहे. माझ्या आजोळी एका लग्नात आम्ही सर्व बच्चे कंपनी बारकाईने रुखवत बघत होतो. विविध खाद्यपदार्थांपासून बनविलेल्या एका वस्तूकडे माझे लक्ष वेधले गेले. 'एका रांगेत जेवण करत असणारी पंडितांची पंगत' असे या वस्तूचे स्वरूप होते. एका अक्रोडावर सुपारी चिकटवलेली, डोळे-नाक रंगवलेले व शेंडी म्हणून लवंग चिकटवलेली. अक्रोडाला दोन बाजूला हात म्हणून काजू चिकटवलेले. खाली केळीच्या पानांवर वाढलेले विविध खाद्यपदार्थ वगैरे. माझी लहान बहीण म्हणाली, ''बघ, भटजीबुवा कसे अन्नावर ताव मारत आहेत!'' मी विचारलं, ''का गं? हे भटजीबुवा कशावरून?'' ती म्हणाली, ''डोक्यावर शेंडी आणि सुटलेले पोट म्हणजे भटजीच!'' 'सगळ्या भटजींची पोटे एवढी थुलथुलीत का?' लहानपणी मला नेहमी प्रश्न पडे. याचे उत्तर अर्थात आता मला मिळालेय. बिचारे भटजीबुवा! दिवसभर करायचे उपास-तापास, यज्ञ-होम-पूजा वगैरे आटोपल्यावर दुपारी उशिरा जेवणे (तोपर्यंत पोट रिकामेच). यजमानांकडे कार्यक्रम म्हटल्यावर भरपूर गोड व तेलकट पदार्थांचा मारा. खूप वेळ उपाशी राहून एकाच वेळी भरपूर जेवणे याचा हा परिणाम – थुलथुलीत पोट!

आमच्या ब्राम्हण लोकांमध्ये गोडाचा अतिरेक असतो. भाजीत गूळ, आमटीत गूळ असे सगळे पदार्थ अगदी गोड-गोड. पुन्हा जेवणात एखादी स्वीट डिश चालतेच. त्यातून कष्टाच्या कामांचा अभाव. व्यायाम करणारे थोडेच. त्यामुळे स्थूलतेचे प्रमाणही जास्तच. अर्थात केवळ ब्राह्मणच नव्हे, तर बुद्धीची कामे करणाऱ्या सर्वच लोकांमध्ये स्थूलतेची समस्या आढळतेच.

सहा महिन्यांपूर्वी माझ्याकडे स्थूलतेवर उपचार घ्यायला एक मुलगी आली होती. तिने मला दहा-बारा प्रकारची औषधे आणि साधने दाखविली. टीव्हीवरील जाहिराती बघून तिने ते सर्व मागविले होते. त्या किटमधील आट्याचीच पोळी खायची, त्यामधील तांदळाचाच भात खायचा, त्या किटमधीलच पेय प्यायचे असा सगळा प्रकार होता. नियम असा होता की, त्या किटमधील पदार्थांव्यतिरिक्त कुठलाही प्रकार खायचा नाही. असे सर्व पाळल्यास वीस किलो वजन एका महिन्यात कमी होते, असा कंपनीचा दावा होता. व्यायाम वगैरे कुछ नही! एका महिन्याचा औषधाचा खर्च दहा हजारांच्या घरात. त्या मुलीचे पहिल्या दहा दिवसात दोन-तीन किलो वजन कमी झाले, पण त्यातल्या त्याच-त्याच खाद्यपदार्थांनी तिची अन्नावरची वासनाच उडाली. ते किट बघितले तरी तिला मळमळ व्हायची. पुढे सगळे कोलमडले. पैसे वाया गेल्याचे दु:ख वेगळेच! असे अनेक लोक काय काय घेऊन माझ्याकडे येतात.

एकदा एक महिला पत्रकार घरी आली होती, कुठल्यातरी कार्यक्रमाचं निमंत्रण घ्यायला. तिने घड्याळात पाहिलं आणि म्हणाली, ''मॅडम, बारा वाजले, माझी गोळ्यांची वेळ झाली.'' मी विचारले, ''कसल्या गोळ्या घेते आहेस?'' तिने दिलेले उत्तर ऐकून मी थक्क झाले. म्हणाली ''मॅडम, अहो अंतराळवीर अंतराळात प्रवास करताना ज्या गोळ्या घेतात, तशाच या गोळ्या आहेत. अंतराळात अंतराळवीर फक्त याच गोळ्या घेतात म्हणे. जेवतच नाहीत. कंपनीचा दावा आहे की, ह्या गोळ्या खाऊन तुम्हांला भूकच लागणार नाही. दिवसातून फक्त एकदाच जेवायचे. महिन्याला दहा किलो वजन कमी होते.'' वर म्हणाली, ''तुम्हीसुद्धा तुमच्या पेशंट्सवर ट्राय करा. मल्टीलेव्हल मार्केटींगसारखे अमुक-अमुक टक्के मिळतात. तुमचाही फायदा!'' वगैरे वगैरे. काय-काय सांगत होती! ''व्यायाम वगैरे काहीच करायचा नाही. शिवाय वाटेल ते खा! वजन नक्की कमी होणार!'' माझ्यासमोर तिने मार्केटिंग सुरू केले. मी स्पष्ट नाही म्हटले आणि वर तूसुद्धा अशा काही गोळ्या घेऊ नकोस, असा फुकटचा सल्लाही देऊन टाकला. पुढे तीन-चार महिन्यांनी हीच महिला पत्रकार एका कार्यक्रमात दिसली. वजन अजून वाढलेले, पोट आणखी सुटलेले, डोळ्यांखाली काळी वर्तुळे आलेली, चेहऱ्यावर काळे डाग!

एकदा माझी मैत्रीण खूप वर्षांनी भेटली. वजन थोडे वाढलेले. म्हणाली,

''दोन- तीन आठवड्यांनी अमेरिकेचा मुलगा बघायला येणार आहे मला. वाढलेल्या वजनासाठी काहीतरी करायला हवे.'' मी म्हटले, ''अगं, मग व्यायाम सुरू कर.'' तर पट्टी म्हणते, ''अगं, मी उपाय शोधला आहे. दोन आठवडे दोन बाऊल दुधात दोन वेळा मक्याचे पोहे. टीव्हीवरची जाहिरात पाहिली नाहीस का? दोन-तीन किलो वजन नक्की कमी होते.'' मी बघतच राहिले तिच्याकडे.

स्थूलता-निवारणासाठी आमच्याकडे आलेल्या प्रत्येकाला सांगावे लागते की, आपण जन्मभर जेवणार आहात ना? मग जन्मभर नियमित व्यायामही करावा लागेल. आपण टी. व्ही. बघायला, खरेदी करायला, झोपायला, आवरायला, अगदी भांडायलासुद्धा वेळ काढतो. मग व्यायामासाठी का नाही? आठवड्यातले निदान पाच दिवस तरी नियमित व्यायाम करा, नियंत्रित आहार घ्या आणि आवश्यक असल्यास डॉक्टरांच्या योग्य सल्ल्याने स्थूलतानिवारक औषधेही घ्या.

आपली प्रकृती आणि व्यवसाय यांना अनुरूप आहार, आवश्यक औषधे आणि नियमित व्यायाम हीच स्थूलतेवर विजय मिळविण्याची त्रिसूत्री आहे.

अनुक्रमणिका

आपले वजन का वाढते?

मध्यंतरी सौ. जोशी क्लिनिकमध्ये आल्या. त्यांच्याबरोबर त्यांची नुकतीच अकरावीत गेलेली मुलगी सारिकासुद्धा आली होती. सौ. जोशी म्हणाल्या, ''डॉक्टर, ही माझी मोठी मुलगी सारिका. दिवसभरात फक्त दोन पोळ्या खाते, तरीसुद्धा हिचे वजन वाढतच चालले आहे. मात्र हिची धाकटी बहीण रसिका दिवसभर खा-खा खात असते, तरीसुद्धा अगदी बारकुडी आहे.''

मी सारिकाकडे पाहिले, तर तिच्या डोळ्यात पाणी आलेले. तिला बोलते केल्यावर ती म्हणाली, ''आता तर वर्गातील मुलेही मला चिडवतात. त्यामुळे कोणी समोरून येत असेल, तर समोरचे माझ्या जाडपणाला हसतील असा विचार करून मी त्यांना टाळते.''

''आजकाल सारिका मित्रमैत्रिणींमध्ये जाणेही टाळते.'' सौ. जोशी मला काळजीयुक्त स्वरात सांगत होत्या. सारिकाला थोडा धीर दिल्यावर सारिका म्हणाली, ''मला रसिकासारखी खूप भूकही लागत नाही. थोडेसेच जेवते मी! तरी माझे वजन का वाढतेय डॉक्टर?''

दहावीत संस्कृत विषयात शाळेत पहिल्या आलेल्या सारिकाला मी आयुर्वेदातला एक श्लोक सांगितला -

अग्निरेव शरीरे पित्तान्तर्गतः कुपितः अकुपितः।
शुभा शुभानि करोति ।।

म्हणजेच ज्याचा जाठराग्नि प्रदीप्त आहे, त्याचे खाल्लेले सर्व अन्न पचते व ऊर्जा-स्वरूपात वापरलेही जाते. ज्याचा अग्नी प्रदीप्त नाही (म्हणजेच मंद आहे) त्याला विविध व्याधींना, आजारांना तोंड द्यावे लागते.

स्थूलता हे शुद्ध मंदाग्रीमुळे उत्पन्न होणारे गंभीर लक्षण आहे. मंदाग्रीमुळेच शरीरातील चयापचय क्रिया बाधित होऊन स्थूलता निर्माण होते, असे आयुर्वेद शास्त्र

म्हणते. आधुनिक वैद्यकशास्त्रानेही चयापचयाविषयी (Metabolism) विवेचन करताना Metabolic Rateला अत्यंत महत्त्व दिले आहे.

आपल्या शरीरामध्ये सेवन केलेल्या अन्नपदार्थांचे पचन कसे होते ते पाहू या.

आपण सेवन केलेले अन्न चावून गिळल्यानंतर जठरामध्ये या अन्नावर जाठराग्निची क्रिया होते. काही अन्नघटक जठरात, तर काही लहान आतड्यात पचले जाऊन सेवन केलेल्या अन्नाचे आहाररसात रूपांतर होते. आपण घेतलेल्या आहाराचे जाठराग्निकडून पचन झाल्यानंतर तयार झालेल्या आहाररसापासून रस, रक्त, मांस, मेद, अस्थि, मज्जा, शुक्र हे धातू क्रमाक्रमाने तयार होतात. प्रत्येक धातू तयार होतांना आहाररसावर त्या-त्या विशिष्ट धात्वग्निची (धातु+अग्नि) प्रक्रिया होऊन तो विशिष्ट धातू तयार होतो. उदा. रस धातू तयार होतांना आहाररसावर रस 'धात्वग्नि'ची प्रक्रिया होऊन रसधातू तयार होतो. म्हणूनच जाठराग्नि जेवढा महत्त्वाचा तेवढाच धात्वग्निसुद्धा महत्त्वाचा असतो. अशा प्रकारे आहारसावर रस-धात्वग्नि, रक्त-धात्वग्नि, मांस-धात्वग्नि, मेद-धात्वग्नि, अस्थि-धात्वग्नि, मज्जा-धात्वग्नि, शुक्र-धात्वग्नि यांची प्रक्रिया होऊन क्रमाने रस, रक्त, मांस, मेद, अस्थि, मज्जा, शुक्र हे धातू तयार होतात (म्हणजेच पोषण होते). पुढील आकृतीद्वारे स्थूलता अर्थात मेदोरोगाचे विकृतीविज्ञान आपण समजावून घेऊ या.

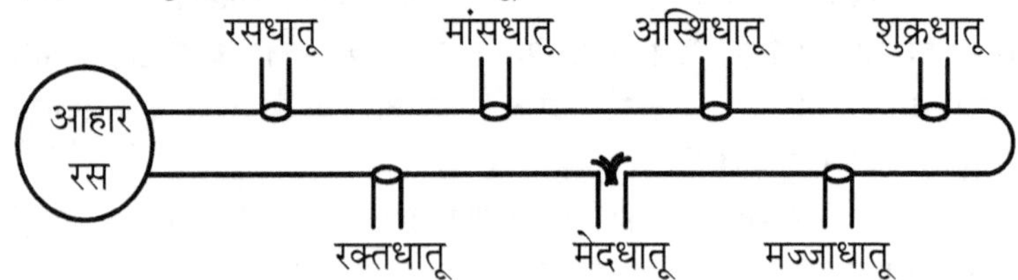

एखाद्या शेतात बी पेरल्यानंतर जसे विहिरीचे पाणी वेगवेगळ्या वाफ्यांमध्ये जाऊन तेथील रोपांचे पोषण होते, त्याचप्रमाणे आपल्या शरीरामध्येही घडत असते.

या धातूंच्या निर्मिती-प्रक्रियेत जर एखाद्या स्रोतसाचा अवरोध झाला, तर त्या विशिष्ट धातूची निर्मिती प्राकृत होत नाही. तसेच काहीसे 'मेदोरोग' अर्थात स्थूलतेबाबतीत आहे.

वर दिलेल्या चित्रात एक जलाशय असून त्याचे पाणी पाटात जाताना दिसते आहे. पाटातून पाणी वाफ्यांमध्ये सोडले आहे. जर काही वाफ्यांमध्ये जाणाऱ्या पाण्याच्या वाटेत माती टाकली, तर ज्या वाफ्यापुढे माती टाकलेली नाही त्या वाफ्याकडेच जास्त पाणी जाईल आणि जास्त पाण्यामुळे ती रोपेही सडतील. ज्या वाफ्यापुढे माती टाकलेली आहे, तेथील रोपांची वाढ पाण्याअभावी खुंटेल.

असेच काहीसे चित्र स्थूलता असणाऱ्या व्यक्तीच्या शरीरात पाहायला मिळते.

वाफ्यांसमोर टाकलेली माती म्हणजेच स्थूल व्यक्तीच्या शरीरातील स्त्रोतसांचा अवरोध होय.

स्त्रोतसांचा अवरोध नेमका कशाने होतो ते आपण आता पाहू या -

अतिमात्रेत भोजन, गोड, जड, थंड, तेलकट, तुपकट पदार्थांचे अति सेवन, व्यायामाचा अभाव, दिवसा झोपणे, जेवण करून लगेच झोपणे, मानसिक ताण, एकाच जागी सतत व खूप वेळ बसून राहणे, संप्रेरके व अंतर्स्राव यांचे असंतुलन यामुळे स्त्रोतसांचा अवरोध होतो, असे आयुर्वेद आणि आधुनिक वैद्यकशास्त्र सांगते. त्याबरोबरच सध्:काळातील कृत्रिम व सुखासीन जीवनपद्धती तसेच आनुवंशिकता हे घटक मेदोरोगाच्या संप्राप्तीमध्ये भर घालतात.

स्थूल व्यक्तीने किंवा स्थूलतेच्या मार्गावर असणाऱ्या व्यक्तीने खाल्लेल्या अन्नाचे आहाररसात रूपांतर तर होते, परंतु त्या आहाररसाचे बाकीच्या धातूंमध्ये रूपांतरण अल्प होते. त्यामुळे मेद या धातूची निर्मिती जास्त होते. अशा या अप्राकृत मेदसंचितीमुळे 'स्थूलता' हे लक्षण निर्माण होते. या अतिरिक्त मेदसंचितीमुळे शरीरातील इतर धातू दुर्बल होतात. ही दुर्बलता या धातूंचे अपोषण आणि कुपोषण झाल्याने होते. जसजसा शरीरातील मेदसंचय वाढत जातो, तसतशी प्रत्येक धातूमध्ये दुर्बलतेमुळे व कुपोषणामुळे काही लक्षणे निर्माण होतात. ही लक्षणे कोणती ते आपण आता पाहू.

अतिरिक्त मेदसंचितीमुळे शरीरात निर्माण होणारी लक्षणे

रसधातू क्षय	अतितहान व अतिभूक लागणे, कमी श्रमानेही थकवा अथवा धाप लागणे, त्वचेवर रुक्षता, अस्वस्थता आणि मोठा आवाज सहन न होणे.
रक्तधातू क्षय	झोप जास्त येणे, स्थूल व्यक्तीचे हिमोग्लोबीन तपासल्यास बरेच वेळा प्रमाण कमी असते. शिराशैथिल्य, वातवृद्धी, कमी श्रमानेही थकवा, अधूनमधून छातीत दुखणे, आंबट व थंड पदार्थ खाण्याची इच्छा होणे.
मांसधातू क्षय	कमी श्रमानेही थकणे, कुठलेही काम करण्यास सतत अनुत्साह वाटणे, शरीर दुर्बलता.
अस्थिधातू क्षय	सांधे दुखणे, हाडांची झीज होणे.
मज्जाधातू क्षय	नकारात्मक मानसिकता, विसरभोळेपणा, ओजक्षय, चक्कर येणे.
शुक्रधातू क्षय	शरीरसंबंधाची इच्छा कमी होणे, वंध्यत्व, शरीर दुर्बलता.

या तक्त्यावरून आपणास असे दिसून येईल की, प्रत्येक धातूच्या निर्मितीत अडथळा आल्याने, त्या विशिष्ट धातूच्या दुर्बलतेमुळे, (क्षय) शरीरात अतिरिक्त मेदसंचितीमुळे अनेक लक्षणे निर्माण होतात. एका व्यक्तीमध्ये ही सर्व लक्षणे एकाच वेळी आढळतील असे नाही, परंतु बहुतांश स्थूल व्यक्तींमध्ये यातील अनेक लक्षणे आढळून येऊ शकतात.

ही लक्षणे जेव्हा अधिक उग्र रूप धारण करतात तेव्हा व्याधींची सुरुवात होते. म्हणूनच स्थूलता हा एक विकार न मानता विकारांचा समूह मानला जातो.

अव्यायामाद्दिवास्वप्नामेद्यानां चातिभक्षणात् ।
मेदोवाहीनि दुष्यन्ति वारुण्याचातिसेवनात् ।।
(चरक विमानस्थान अध्याय ५ वा)

व्यायाम न करणे, दिवसा झोपणे, स्निग्ध, गुरू, शीत व मेद वाढविणाऱ्या पदार्थांचे अति प्रमाणात सेवन व अति मद्यपान यामुळे मेदोवह स्रोतसाची दुष्टी (Fat Metabolism Crisis) होते.

■

आपण स्थूल आहात?

जाणून घ्या स्थूलतेचे मापदंड

'डॉक्टर, मी स्थूल वाटते का हो?' किंवा 'डॉक्टर, माझी जाडी खूपच वाढली आहे ना?' हे रुग्णांकडून विचारले जाणारे नेहमीचे प्रश्न. एखाद्या व्यक्तीच्या शरीरात अतिरिक्त मेदसंचिती आहे, हे शोधून काढण्यासाठी फार प्रयत्नांची गरज आहे असे अजिबात नाही. कारण प्रत्यक्ष डोळ्यांनीच ते दिसत असते. शरीराच्या विविध भागात साठलेला मेद आणि पोटाचा वाढलेला घेर यामुळे ती व्यक्ती स्वत:सुद्धा स्थूलतेचे निदान करू शकते. आपल्या त्वचेखाली असलेल्या मेदाचे नैसर्गिक प्रमाण आपल्या शरीराला आकार देते. मात्र हाच मेद अतिरिक्त प्रमाणात वाढल्यास शरीर बेढब दिसते.

एखाद्या व्यक्तीच्या शरीरात अतिरिक्त मेदसंचिती आहे का? हे ठरविण्यासाठी पुढील तीन पद्धतींचा आधार घेतला जातो.

१. उंची-वजन तक्ता (Height For Weight Chart)

२. बॉडी मास इंडेक्स (Body Mass Index अर्थात B.M.I.)

३. कंबरेचे माप (Waist to Hip Ratio)

वरील तीन पद्धतींपैकी 'बॉडी मास इंडेक्स' अर्थात B.M.I. ही पद्धत वैद्यकीय शास्त्रानुसार योग्य मानली जाते, कारण 'उंची-वजन' तक्त्यानुसार तुमची उंची व वजन जरी योग्य असले, तरी त्वचेखालील अतिरिक्त मेदसंचितीचे तसेच शरीरावरील वाढलेल्या मेदाचे मूल्यमापन यात करता येत नाही. कंबरेचे माप मोजण्याच्या पद्धतीमध्ये एकतर पोटाचा घेर नेमका कुठून मोजायचा (Abdominal girth) या विषयी मतभेद असतात आणि दुसरे म्हणजे केवळ पोटाच्या परिघावरून संपूर्ण शरीराच्या मेदाचे मूल्यमापन करणे चुकीचे ठरू शकते. तरीसुद्धा एक माहिती म्हणून वरील तीनही पद्धतींविषयीचे तक्ते या ठिकाणी दिले आहेत.

१. उंची-वजन तक्ता (Height For Weight Chart)

२५ वर्षे पूर्ण झालेल्या स्त्री व पुरुषांचे उंचीनुसार योग्य वजन किती असावे या संबंधीचा तक्ता खाली देत आहोत. या ठिकाणी उंची ही फूट-इंच तसेच मीटरमध्येसुद्धा देत आहोत. मीटरमध्ये उंची दिल्याने आपणास बॉडी मास इंडेक्स (Body Mass Index) काढणेही सोपे जाईल.

स्त्रियांसाठी उंची-वजन तक्ता

उंची (Height)		वजन (Weight)
फूट - इंच	मीटर	किलोग्रॅम
४'१०''	१.४७	४९ ते ५४
४'११''	१.५०	५० ते ५६
५'०''	१.५२	५१ ते ५७
५'१''	१.५५	५२ ते ५८
५'२''	१.५८	५३ ते ५९
५'३''	१.६०	५४ ते ६१
५'४''	१.६३	५६ ते ६२
५'५''	१.६५	५७ ते ६३
५'६''	१.६८	५८ ते ६५
५'७''	१.७०	६० ते ६६
५'८''	१.७३	६१ ते ६८
५'९''	१.७५	६३ ते ६९
५'१०''	१.७८	६४ ते ७०
५'११''	१.८०	६५ ते ७२
६'०''	१.८३	६७ ते ७३

पुरुषांसाठी उंची-वजन तक्ता

उंची (Height)		वजन (Weight)
फूट - इंच	मीटर	किलोग्रॅम
५'२''	१.५८	५९ ते ६३
५'३''	१.६०	६० ते ६४
५'४''	१.६३	६१ ते ६५
५'५''	१.६५	६२ ते ६७
५'६''	१.६८	६३ ते ६८
५'७''	१.७०	६४ ते ६९
५'८''	१.७३	६५ ते ७१
५'९''	१.७५	६७ ते ७२
५'१०''	१.७८	६८ ते ७३
५'११''	१.८०	६९ ते ७५
६'०''	१.८३	७१ ते ७७
६'१''	१.८५	७२ ते ७८
६'२''	१.८८	७४ ते ८०
६'३''	१.९०	७५ ते ८२
६'४''	१.९३	७७ ते ८४

२. बॉडी मास इंडेक्स (Body Mass Index)

आपण स्थूल आहोत का? हे बॉडी मास इंडेक्स काढण्याच्या खाली दिलेल्या सूत्रानुसार आपण ठरवू शकता. आपल्या किलोग्रॅममधील वजनाला आपल्या मीटरमधील उंचीच्या वर्गाने भागणे म्हणजे बॉडी मास इंडेक्स होय.

बॉडी मास इंडेक्स = वजन (किलोग्रॅम) / उंची (मीटर)^२

खाली दिलेल्या तक्त्यावरून आपण साधारण स्थूल की अतिस्थूल आहात, हे जाणून घ्या.

B.M.I.	निष्कर्ष
१८.५ पर्यंत	आपले वजन कमी आहे.
१८.५ ते २३	आपले वजन योग्य आहे.
२३ ते २५	आपण स्थूलतेकडे झुकत आहात.
२५ ते ३०	आपण स्थूल आहात.
३० च्या पुढे	आपण अति स्थूल आहात.

यातील २३ ते ३० दरम्यान B.M.I. असणाऱ्यांनी लक्षात घ्यावे की, आपले वजन वाढलेले आहे आणि ते कमी करण्याची अत्यंत गरज आहे कारण B.M.I. ३०च्या पुढे गेला की, स्थूलता कमी करणे अवघड जाते.

३०च्या पुढे B.M.I.असणाऱ्यांनी ताबडतोब वैद्यकीय सल्ला घेऊन वजन कमी करणे आवश्यक आहे. या गटातील व्यक्तींना स्थूलतेचे दुष्परिणाम सर्वांत अधिक होतात. अर्थात आपला B.M.I. २५ किंवा त्यापेक्षा जास्त असेल, तरी लगेच जागे व्हा आणि त्वरित आहार-औषधे-व्यायाम यांपैकी आपल्या दृष्टीने जे योग्य असेल ते सुरू करा.

३. कंबरेचे माप (Waist Measurement)

स्त्रियांमध्ये कंबरेचे माप ८० सेंटीमीटरपेक्षा जास्त असल्यास आणि पुरुषांमध्ये ते ९४ सेंटीमीटरपेक्षा जास्त असल्यास ते स्थूलतेचे लक्षण समजावे. पोटाच्या वाढलेल्या घेरामुळे आपणास हृदयाचे विकार, उच्च रक्तदाब, अंत:स्रावी ग्रंथींचे विकार, मेंदूचे विकार आणि काही प्रकारचे कॅन्सर होण्याची शक्यता वाढते.

उत्क्रांती आणि मेदाचा थर

वैद्यकशास्त्रामध्ये कुठलेही लक्षण किंवा समस्या यांविषयी विचार करताना उत्क्रांतीवादाचा आधार घेतला जातो. कारण सध्याचे मनुष्याचे शरीर घडत असताना त्यामध्ये अनेक बदल घडत गेले.

आपण आपल्या उत्क्रांतीपासून विचार करू या. सृष्टीनिर्मितीनंतर उत्क्रांती घडत असताना एकपेशीय प्राण्यांपासून बहुपेशीय सस्तन प्राण्यांपर्यंत उत्क्रांती होत गेली. उत्क्रांतीच्या या प्रक्रियेमध्ये मानव हा सर्वांत बुद्धिमान प्राणी तयार झाला.

लाखो वर्षांपूर्वींचे सस्तन प्राणी खूप केसाळ होते. हेच केस ओले झाल्यावर शरीराचे तापमान नियंत्रित राखण्यास असमर्थ ठरले आणि म्हणूनच पाण्यात राहणाऱ्या व्हेल या सस्तन माशामध्ये तापमान-नियंत्रणासाठी त्वचेखाली मेदाचा स्तर अस्तित्वात आला. उत्क्रांतीच्या या पर्वामध्ये हळूहळू जमिनीवर राहणाऱ्या प्राण्यांचा केसाळपणा कमी होत होत त्यांच्या त्वचेखालीसुद्धा मेदाचा स्तर निर्माण झाला. मनुष्य प्राण्यामध्ये तर या मेदाच्या स्तराबरोबरच शरीराचे तापमान नियंत्रित व्हावे (Thermoregulation) म्हणून उष्ण रक्त निर्माण झाले. प्रतिकूल परिस्थितीत खूप दिवस उपोषण - कुपोषण झाल्यास साठलेल्या चरबीतून (मेद) ऊर्जा मिळविण्याच्या दृष्टीने मानवाच्या त्वचेखाली मेदनिर्मितीस सुरुवात झाली. ही चरबी (मेद) जेव्हा शरीरासाठी ऊर्जा स्वरूपात वापरली जाते तेव्हा शरीराला लागणारे अन्न आणि पाणी यांची गरज आपोआप भागविली जाते. कारण मेदापासून ऊर्जा मिळण्याच्या प्रक्रियेमध्ये पाणी बाहेर फेकले जाते. आपल्याला वाळवंटातील उंटाच्या बाबतीत पोटात चरबी स्वरूपात साठविलेल्या पाण्याबद्दल माहिती आहेच. प्राणीवर्गामध्ये त्वचेखाली मेदाचा थर असल्याने प्रतिकूल परिस्थितीत प्राणी तग धरतात, तर पक्षीवर्गामध्ये मेदाचा अभाव असल्याने पक्षी जास्त दिवस तग धरू शकत नाहीत.

तेच मनुष्य विना अन्न-पाण्याचा २०-३० दिवस जिवंत राहिल्याची उदाहरणे

आहेत. हे शक्य होते ते केवळ मनुष्याच्या त्वचेखालील मेदाच्या स्तरामुळे. हा मेद ऊर्जास्वरूपात वापरला गेल्यामुळे प्रतिकूल परिस्थितीतही प्राणी जगू शकतात.

अश्म युगातील माणसाला सकाळी पोट भरल्यानंतर संध्याकाळी पुन्हा अन्न मिळेलच याची शाश्वती नव्हती. अन्न-पाणी शोधण्यासाठी, मिळविण्यासाठी त्याला खूप श्रम करावे लागत. तशी प्रतिकूल परिस्थिती सध्या मात्र अजिबात नाही. माणसाची प्रगती खूप झपाट्याने झाली आहे. गेल्या दोनशे वर्षांतील औद्योगिक क्रांतीमुळे तर जगातील बहुसंख्य लोकसंख्या श्रमजीवी गटातून बुद्धिजीवी गटामध्ये आली आहे.

बुद्धिजीवी माणसाला आवश्यक असणारी उत्क्रांती अजून व्हायची आहे. मात्र आपल्या त्वचेखालचा मेदाचा स्तर मात्र कायम आहे. या मेदाच्या स्तराचा वापर होण्याएवढी प्रतिकूल परिस्थिती निर्माण होण्याची शक्यता सध्याच्या काळात अशक्यच! त्यामुळेच आधुनिक काळातील मनुष्याला 'स्थूलता' या शत्रूचा सामना करावा लागतो आहे. एका पाहणीनुसार जगभरातील ५० ते ६० टक्के लोकांना स्थूलतेचा सामना करावा लागतो आहे. किती दुर्दैव आहे पाहा, याच जगात काही लोकांना दोन वेळ खाण्याची भ्रांत आहे, त्याच वेळी काही लोक अतिरिक्त मेदसंचितीमुळे विविध व्याधींना बळी पडत आहेत. भारत हा जगातील एकमेव असा देश आहे की, जो कुपोषण व स्थूलता या दोन्ही आरोग्य-प्रश्नांचा सामना करतो आहे.

■

शरीर-पोषणाचे मुलभूत सिद्धान्त

आपण सेवन करीत असलेले अन्न गुणत: आणि कर्मत: परिपूर्ण असावे, असे आयुर्वेदशास्त्र सांगते. आपण खाल्लेल्या आहाराद्वारे शरीरातील सप्तधातूंचे (रस-रक्त -मांस-मेद-अस्थि-मज्जा-शुक्र) पोषण होत असते. उत्तम अग्नि, संतुलित असे वात-पित्त-कफ (त्रिदोष) आणि सारवान सप्तधातू यामुळे शरीर आरोग्यसंपन्न राहते. शरीराच्या आरोग्यसंपन्नतेमध्ये मनाच्या प्रसन्नत्वालाही आयुर्वेदाने महत्त्वाचे मानले आहे.

अन्नाचे घटक : आपण खात असलेल्या अन्नामध्ये कर्बोदके (Carbohydrates), प्रथिने (Proteins), मेदयुक्त पदार्थ (Fats), जीवनसत्त्वे (Vitamins), क्षार (Minerals) आणि पाणी (Water) हे प्रमुख घटक असतात.

कर्बोदके (Carbohydrates)

यांनाच पिष्टमय पदार्थ असेही म्हणतात. पिष्टमय पदार्थांना आपल्या आहारात अत्यंत महत्त्वाचे स्थान आहे. कारण हे पदार्थ ऊर्जेचे प्राथमिक स्रोत म्हणून काम करतात. प्रथिनांच्या चयापचय क्रियेमध्येही पिष्टमय पदार्थ भाग घेत असतात.

पिष्टमय पदार्थयुक्त आहार घटक

तृणधान्ये - गहू, तांदुळ, ज्वारी इ.

कडधान्ये - मूग, मसूर, तूर, उडीद, इ.

शेंगावर्गीय अन्नपदार्थ, साखर, गूळ,

फळे, सुकामेवा, मध, दूध

प्रथिने (Proteins)

प्रथिने आपल्या शरीराला अमायनो ऍसिडचा पुरवठा करतात. शरीरातील उती आणि पेशी यांचे पोषण प्रथिनांमुळेच होते. शरीराचा योग्य विकास आणि वाढ यासाठी प्रथिनांची अत्यंत गरज असते. आहारातील योग्य प्रमाणातील प्रथिनांमुळे शरीराची झीज होत नाही, तसेच शरीराची रोगप्रतिकारक्षमताही वाढते. विविध प्रकारची संप्रेरके (Enzymes) आणि अंत:स्राव (Hormones) यांच्या निर्मितीमध्येही प्रथिने भाग घेत असतात. शाकाहारी पदार्थापिक्षा मांसाहारी पदार्थांमध्ये प्रथिनांचे प्रमाण जास्त असते. अर्थात तृणधान्ये व कडधान्ये योग्य प्रमाणात खाल्ली असता शाकाहारी लोकांनाही प्रथिने योग्य प्रमाणात मिळू शकतात.

प्रथिनयुक्त आहार घटक

दूध आणि दुग्धजन्य पदार्थ, अंडी, मासे, इतर मांसाहारी पदार्थ, कडधान्ये, तृणधान्ये व शेंगावर्गीय आहार-घटक एकत्र करून खाणे.

मेदयुक्त पदार्थ (Fats)

यानांच स्निग्ध पदार्थही म्हणतात. पिष्टमयपदार्थांप्रमाणे स्निग्ध पदार्थही शरीराला ऊर्जा (Energy)-पुरवठा करण्याचे काम करतात. शरीरामध्ये ऊर्जा साठवून ठेवण्याचे कार्यही या मेदयुक्त पदार्थांकडून केले जाते. शरीराला उपयुक्त अशा इसेन्शिअल फॅटी ऍसिड्सचा (Essential Fatty acids) पुरवठाही मेदयुक्त पदार्थ करतात. शरीरातील पेशी आणि उती यांच्या चयापचय क्रियेत स्निग्ध पदार्थ भाग घेतात. शरीराला बल देण्याचे महत्त्वपूर्ण कार्य स्निग्ध पदार्थांकडून केले जाते. ए, डी, ई आणि के ही जीवनसत्त्वे चरबीत विरघळतात (Fat Soluble).

फॅटी ऍसिडचे तीन प्रकार असतात. ते पुढीलप्रमाणे –

१. सॅच्युरेटेड फॅटी ऍसिड्स.

२. मोनोअनसॅच्युरेटेड फॅटी ऍसिड्स.

३. पॉलीअनसॅच्युरेटेड फॅटी ऍसिड्स.

आहारामध्ये सॅच्युरेटेड फॅटी ऍसिड्सचे प्रमाण कमीत कमी असावे कारण ते हृदयाकरिता नुकसानकारक असतात. वनस्पती तूप, प्राण्यांचे मांस, अंडी, मार्गारीन, हायड्रोजनेटेड तेल यांमध्ये सॅच्युरेटेड फॅटी ऍसिड्स अधिक प्रमाणात असतात. वनस्पतीज तेल (Vegetables Oils) आणि माशांपासून मिळणारे मेदयुक्त पदार्थ हे उत्तम दर्जाचे स्निग्ध पदार्थ (Fats) मानले जातात. बहुतेक सगळी वनस्पतीज तेले ही मोनोअनसॅच्युरेटेड आणि पॉलीअनसॅच्युरेटेड फॅटी ऍसिड्स असणारी असतात. यांनाच इसेन्शिअल फॅटी ऍसिड्स म्हणतात.

पॉलीअनसॅच्युरेटेड फॅटी ऍसिड्सपैकी ओमेगा-६ पॉलीअनसॅच्युरेटेड फॅटी

ॲसिड्स आणि ओमेगा-३ पॉलीअनसॅच्युरेटेड फॅटी ॲसिड्स यांचे आहारातील योग्य प्रमाण आपणास हृदयविकारांपासून दूर ठेवते. यातील प्रमाण बिघडल्यास ते हृदयविकारांना आमंत्रण देणारे ठरते. म्हणूनच आहारात तेलांचा वापर करताना जरा डोळसपणे करावा.

ज्या तेलांमध्ये ओमेगा-३ योग्य प्रमाणात आहेत, अशा तेलांचा वापर करावा. कारण ओमेगा-३ पॉलीअनसॅच्युरेटेड फॅटी ॲसिड्स हृदयविकारांना दूर ठेवणारे मानले जाते.

मोहरीचे तेल (Mustard Oil) हे ओमेगा-३ पॉलीअनसॅच्युरेटेड फॅटी ॲसिड्स असणारे तेल आहे.

आपण खात असलेल्या तेलामध्ये मोहरीचे तेल मिसळून आपण ते वापरू शकतो. सोयाबीनचे तेल (१ लीटर) आणि मोहरीचे तेल (१५० मि.ली.) या प्रमाणात मिसळून वापरू शकता किंवा सोयाबीन तेल (१ लीटर) + शेंगदाणा तेल (१ लीटर) + मोहरी तेल (३०० मि.ली) या प्रमाणात तेले एकत्र मिसळूनही आपण स्वयंपाकासाठी वापरू शकता.

करडई तेल आणि सनफ्लॉवर तेल खाणे शक्यतो टाळावे कारण या तेलांमध्ये ओमेगा-३ पॉलीअनसॅच्युरेटेड फॅटी ॲसिड्स आणि ओमेगा-६ पॉलीअनसॅच्युरेटेड फॅटी ॲसिड्सचे तुलनात्मक प्रमाण व्यस्त आहे. यात अतिशय कमी मात्रेत ओमेगा-३ पॉलीअनसॅच्युरेटेड फॅटी ॲसिड्स असतात, तर अत्यंत जास्त प्रमाणात ओमेगा-६ पॉलीअनसॅच्युरेटेड फॅटी ॲसिड्स असतात.

मेदयुक्त पदार्थ असणारे आहार घटक

सर्व प्रकारचे तेल व तूप, दूध व दुग्धजन्य पदार्थ, चीज-बटर, तैलीय बिया, बदाम, मांसाहार, इ.

क्षार (Minerals)

क्षारांनाच सूक्ष्म पोषकांश (Micro-nutrients) असेही म्हटले जाते, कारण एकूण पोषणकार्यामध्ये शरीराला त्यांची गरज अत्यंत सूक्ष्म प्रमाणात लागते. मनुष्याच्या पोषणक्रियेमध्ये साधारणपणे अठरा क्षारांची गरज भासते. क्षारांनाच अजैविक घटक (Inorganic Elements) असेही म्हणतात. बहुतेक क्षार शरीरामध्ये सह-संप्रेरकांचे (Co-Enzymes) कार्य करतात. क्षार हे पेशी संघटनामध्ये भाग घेतात तसेच अंत:स्रावांच्या चयापचय क्रियेमध्येही महत्त्वपूर्ण सहभाग घेतात. शरीरातील स्नायू, रक्त आणि हाडांच्या शरीरक्रियेमध्येही यांचा सहयोग असतो.

१.	Boron - बोरॉन	१०.	Molybdenum - मोलिब्डेनम
२.	Calcium - कॅल्शिअम	११.	Phosphorus - फॉस्फरस
३.	Chromium - क्रोमीअम	१२.	Potassium - पोटॅशिअम
४.	Copper - तांबे	१३.	Selenium - सेलेनिअम
५.	Dolomite - डोलोमाइट	१४.	Silicon - सिलिकॉन
६.	Iodine - आयोडीन	१५.	Sodium - सोडीयम
७.	Iron - लोह	१६.	Sulfur - गंधक
८.	Magnesium - मॅग्नेशिअम	१७.	Vanadium - व्हॅनाडियम
९.	Mangenese - मॅंगेनीज	१८.	Zinc - झिंक

क्षारयुक्त आहारघटक

तृणधान्ये, कडधान्ये, शुकधान्ये, शेंगावर्गीय आहारघटक, दूध, सर्व फळे, भाजीपाला, फळभाज्या, पालेभाज्या, अंडी, इतर मांसाहार, इ.

जीवनसत्त्वे (Vitamins)

मनुष्य-शरीराच्या पोषणक्रियेमध्ये क्षारांप्रमाणेच जीवनसत्त्वांचादेखील महत्त्वाचा सहभाग असतो. जीवनसत्त्वांनाही क्षारांप्रमाणेच 'सूक्ष्म पोषकांश' (Micro nutrients) असे संबोधले जाते. जीवनसत्त्वे मात्र जैविक घटक (Organic Elements) या सदरात मोडतात. संप्रेरकांच्या शारीरक्रिया व चयापचय क्रियेमध्ये जीवनसत्त्वांचा महत्त्वाचा सहभाग असतो. Enzymatic Catalysis आणि Enzyme System Reactions सारख्या शारीर क्रियांमध्ये जीवनसत्त्वे भाग घेतात. मानवी शरीरातील बहुतांश चयापचय क्रियांमध्ये जीवनसत्त्वांचा सहभाग असतो. क्षारांप्रमाणेच सह-संप्रेरकासारखे कार्य जीवनासत्त्वांचे असते. जीवनसत्त्वांच्या अभावाने शरीरात अनेक प्रकारच्या विकृती (व्याधी) निर्माण होऊ शकतात. आपण घेत असलेल्या चौरस आणि संतुलित आहाराने शरीराला जीवनसत्त्वांचा पुरवठा केला जातो. यामुळे शरीराला पोषकांश मिळून शरीराची व्याधी-प्रतिकारक्षमताही वाढते.

जलविद्राव्य जीवनसत्त्वे (Water Soluble Vitamins)

१. व्हिटामिन बी कॉम्प्लेक्स
२. व्हिटामिन बी१ (थायमिन)
३. व्हिटामिन बी२ (रायबोफ्लेविन)
४. व्हिटामिन बी ३ (नियासिन)
५. व्हिटामिन बी ५ (पॅन्टोथेनिक ॲसिड)
६. व्हिटामिन बी६ (पायरिडॉक्सिन)

७. व्हिटामिन बी ८ (इनोसिटॉल)
८. व्हिटामिन बी ९ (फोलिक ऑसिड)
९. व्हिटामिन बी १२(कोबालामिन)
१०. व्हिटामिन सी (ऑस्कॉर्बिक ऑसिड)
११. व्हिटामिन एच. (बायोटिन)
१२. कोलिन
१३. पी. ए. बी. ए. (पॅरा ऑमिनोबेंझोइक ऑसिड)

मेदविद्राव्य जीवनसत्त्वे (Fat Soluble Vitamins)

१. व्हिटामिन ए
२. व्हिटामिन डी
३. व्हिटामिन इ
४. व्हिटामिन के

जीवनसत्त्वयुक्त आहारघटक

हिरव्या पालेभाज्या तसेच फळभाज्या, तृणधान्ये, तेलबिया, दूध व दुग्धजन्य पदार्थ, कडधान्ये, सर्व फळे, सुका मेवा, अंडी, मासे व इतर मांसाहारी पदार्थ. यातील बी१२ हा जीवनसत्त्वाचा प्रकार मात्र कोणत्याही वनस्पतीज घटकांकडून मिळत नाही. मांसाहारी पदार्थात हे जीवनसत्त्व आढळते.

पाणी (Water)

आपल्या शरीरातील चयापचय क्रियांमध्ये पाण्याचा अत्यंत महत्त्वाचा सहभाग असतो. अन्नाचे पचन करणे आणि पचन झालेला अन्नाचा भाग शरीरामध्ये शोषला जाणे यामध्ये पाण्याचा अत्यंत महत्त्वाचा सहयोग असतो. पाणी हा आपल्या रक्ताचा सर्वांत मोठा आणि आवश्यक घटक आहे. आपल्या शरीरातील अंतर्गत अवयव आणि सांधे यांसाठी वंगण म्हणून पाण्याचा उपयोग होतो. शरीराला शीतलता देणे आणि शरीराचे तापमान संतुलित राखणे हे पाण्याचे महत्त्वाचे कार्य आहे. शरीरातील चयापचय क्रियांमधून तयार झालेले टाकाऊ घटक आणि विषद्रव्ये यांना शरीराबाहेर टाकण्याचे महत्त्वाचे कार्य पाणी करत असते.

शरीराला पाण्याची गरज आहे का? याचे उत्तम उदाहरण म्हणजे तहान लागणे. दिवसभरातील लघवी स्वच्छ पांढरी ते फिकट पिवळी असल्यास आपण योग्य प्रमाणात पाणी पित आहात हे समजावे. मात्र दिवसभरातील लघवी पिवळी जर्द होत असल्यास तुम्ही पिता त्यापेक्षा जास्त पाण्याची गरज आहे, हे समजावे. सकाळची पहिली लघवी पिवळी जर्द असणे नैसर्गिक असते. चहा, कॉफी, शीतपेये या गोष्टी

पाण्याला पर्याय ठरू शकत नाहीत. उलट यांच्या सेवनाने आपल्या शरीराची पाण्याची गरज अधिक वाढते.

अर्थात पाणी पिताना अतिरेकीपणा करू नये. प्रत्येक व्यक्तीला त्याची पाण्याची गरज शरीर सांगते. वजन कमी करायचे असल्यास दिवसभर कोमट पाणी पिण्याने त्याचा फायदा होताना दिसतो. फ्रीज अथवा कूलरमधील थंड पाणी पिणे शक्यतो टाळावे.

■

चरबीचा शरीराला उपयोग

आपल्या शरीरातील चरबी (Fat) जेव्हा योग्य प्रमाणात असते, तेव्हा ही चरबी अपायकारक नसून उपकारकच असते. चरबीचा आपल्या शारीर क्रियेमध्ये नेमका काय उपयोग होतो ते पाहू या.

अन्नाचा साठा म्हणून चरबीच्या स्वरूपात ऊर्जा साठविली जाते. प्रतिकूल परिस्थितीत ही चरबी शरीराची अन्न आणि पाण्याची गरज भागवते.

शरीराचे तापमान संतुलित राखण्यासाठी ऊर्जा उपलब्ध करून देणारे इंधन म्हणून चरबीचा उपयोग होतो.

पोटामध्ये किडनीसारख्या अवयवांना आधार देण्यासाठीही चरबीचा उपयोग होतो.

चरबीमुळे आपल्या काही शारीरीक हालचाली सोयीस्करपणे होतात.

शरीराला आवश्यक असणारी जीवनसत्त्वे व्हिटॅमिन्स ए, डी, ई, सी चरबीमध्ये साठविली जातात.

अतिरिक्त मेदसंचितीचे दुष्परिणाम

१. वैद्यकीय उपचार करताना येणाऱ्या अडचणी

सलाईन लावताना अथवा तपासणीसाठी रक्त घेतांना अतिरिक्त मेदसंचितीमुळे शीरा (Veins) सापडत नाहीत.

अतिरिक्त मेदसंचितीमुळे धमनीस्पंदने (Pulse) नीट लागत नाहीत. तसेच रक्तदाब मोजणाऱ्या यंत्राचा (बी.पी.ऑपॅरॅटसचा) पट्टा नीट न बांधता आल्याने रक्तदाब (बी.पी.) तपासणे अवघड जाते.

स्थूल व्यक्तीची शस्त्रक्रिया करणे धोक्याचे असते, तसेच भूल देणेसुद्धा कठीण व धोक्याचे असते. पोटाचा घेर जास्त असल्यास पोट व फुफ्फुस यातील पडदा (Diaphragm) वर उचलला गेल्याने या व्यक्ती उथळ श्वास घेतात. त्यामुळे भुलीचे औषध दिल्यावर काही रुग्णांमध्ये श्वासोच्छ्वासावर विपरीत परिणाम दिसतो.

शस्त्रक्रियेदरम्यान तेथील चरबीच्या जाड थरामुळे शस्त्रक्रियेची जागा (विकृत अवयव) शोधून काढणे अवघड असते.

शस्त्रक्रियेनंतर विशेषत: स्थूल व्यक्तींमध्ये एम्बोलिझमचे (Embolism) प्रमाण जास्त असते. एम्बोलिझम म्हणजे रक्ताची गुठळी तयार होऊन ती महत्त्वाच्या अवयवात जाऊन अडकणे. एम्बोलिझम ही वैद्यकीयदृष्ट्या आणीबाणीची स्थिती असते.

शस्त्रक्रियेनंतर त्वचेवर घातलेल्या टाक्यांच्या जखमा त्वचेखालील मेदाच्या जाड थरामुळे लवकर भरून येत नाहीत. टाक्यांमध्ये जंतुसंसर्ग होण्याचे प्रमाणही जास्त असते. रोगप्रतिकारक्षमता कमी असल्याने रुग्णालयात जास्त काळ राहावे लागून औषधेही जास्त प्रमाणात घ्यावी लागतात. साहजिकच वैद्यकीय खर्चही वाढतो.

२.स्थूलता आणि आयुर्मान

आयुर्वेद शास्त्रात चरक ऋषींनी 'अष्टौनिंदित पुरुष' या अध्यायात अतिस्थूल व्यक्तींचाही समावेश केलेला असून स्थूलता हा असाध्य म्हणजेच बरा न होणारा व्याधी मानला आहे; पण पुढे याच चरक ऋषींनी स्थूलतेवर चिकित्सा वर्णन केली आहे.

थोडक्यात, आयुष्यभर पथ्य पाळल्यास, व्यायाम केल्यास व योग्य औषधोपचार घेतल्यास चांगले आयुष्य जगता येईल, परंतु अपथ्य सेवनाने विविध व्याधी जडायला व आयुष्य कमी व्हायला वेळ लागणार नाही. आधुनिक संशोधनानेही हे सिद्ध झाले आहे की, अति स्थूल व्यक्ती दीर्घायुषी नसतात. कारण त्यांची चयापचय क्रिया (Metabolic Rate) मंद असते. त्यामुळे शरीराचे कुपोषण होते आणि म्हातारपण लवकर येते.

३. स्थूलता आणि रोगप्रतिकारक्षमता

शरीरातील प्रत्येक पेशीमध्ये फॅटी अॅसिड असते. स्थूलतेमुळे पेशींमधील फॅटी अॅसिडचे प्रमाणही वाढते. श्वेत रक्तपेशींमधील (विशेषत: Lymphocytes) फॅटी अॅसिडचे प्रमाण वाढले की, त्यांची रोग प्रतिकारक्षमता कमी होते. त्यामुळे स्थूल व्यक्तींमध्ये जंतूसंसर्गाला तोंड देण्याची क्षमता कमी असल्याने या व्यक्ती वारंवार आजारी पडण्याची शक्यता वाढते.

४. स्थूलता आणि हवामान

स्थूल व्यक्तींना थंडी आणि उन्हाळा हे दोन्ही ऋतू मानवत नाहीत. त्वचेखाली मेदाचा जाड थर असल्याने त्वचा शरीरातील उष्णता बाहेर फेकण्यास असमर्थ ठरते त्यामुळे उन्हाळा मानवत नाही. आणि चयापचय क्रियेची गती कमी असल्याने स्थूल लोकांना थंडीसुद्धा मानवत नाही.

५. स्थूलता आणि आनुवंशिकता

आई-वडील दोघेही स्थूल असतील, तर संतती स्थूल असण्याची शक्यता ७०टक्के असू शकते. दोघांपैकी एक जण स्थूल असेल, तर संतती स्थूल होण्याची शक्यता ४० टक्के असते. गर्भवतीने गर्भावस्थेत तसेच गर्भस्थापनेच्या आधी आपले वजन आटोक्यात ठेवले, तर पुढे बाळामध्ये मधुमेह आणि स्थूलता होण्याची शक्यता त्या मानाने कमी असते. पालकांनी लहानपणापासूनच मुलांमध्ये खाण्यापिण्याच्या योग्य सवयी व व्यायामाविषयी आवड निर्माण केल्यास संतती नक्कीच बांधेसूद असेल.

६. स्थूलता आणि थकवा

स्थूल व्यक्तींमध्ये चुणचुणीतपणाचा अभाव असतो. प्रत्येक काम करताना शरीराचा डोलारा सांभाळायचा असल्याने या व्यक्ती अल्पशा श्रमानेही थकतात. त्यामुळे आळशी व सुस्त असतात. वजन वाढल्याने शरीराचे आकारमानही वाढते. रक्ताला प्रत्येक पेशीपर्यंत जाऊन प्राणवायू पोहोचवायचा असतो, परंतु चरबीच्या जाड थरामुळे तेथील रक्तप्रवाह (Blood Circulation) मंद (Sluggish) झाल्याने पेशींना प्राणवायूचा संतुलित पुरवठा होत नाही. म्हणून स्थूल व्यक्तींना लवकर थकवा येतो.

चिकित्सा -

◆ स्नेहन-मर्दन-स्वेदन यामुळे मंद झालेला रक्ताचा प्रवाह सुरळीत होण्यास मदत होते व थकवा कमी होतो. तसेच विशेषत: स्वेदनाने मेद कमी होण्यास मदत होते.

◆ उष्ण भोजन.

◆ अपतर्पण करणारा आहार.

◆ कोमट पाण्याने स्नान.

◆ वजन कमी करण्यासाठी औषधी चिकित्सा.

◆ व्यायाम.

७. स्थूलता आणि सांधेदुखी

स्थूलतेचा दुष्परिणाम म्हणून बऱ्याच स्थूल व्यक्तींमध्ये सांधेदुखीचा (Arthritis) त्रास होणे अटळ असते. अतिरिक्त वजनामुळे सांध्यांची झीज होते. अतिरिक्त मेदसंचितीमुळे मेद पेशींकडून सायटोकाइन्ससारखे (Cytokines) पदार्थ स्रवतात. हे पदार्थ सांध्यांमधील कार्टीलेजसाठी (Cartilage) नुकसानकारक असतात.

वजन कमी झाल्यानंतर सायटोकाइन्ससारखे पदार्थ स्रवण्याचे प्रमाण कमी झाल्याने व सांध्यांची पुढील झीज होणे टळल्याने सांधेदुखीचा त्रास कमी होतो.

कार्टीलेज हा रबरासारखा घट्ट पदार्थ असून सांध्यांमध्ये गादीसारखा काम करतो. यामुळे सांध्याची हालचाल सुरळीत व सुखकारक होते.

सांध्याची झीज होणे याला ऑस्टिओआर्थ्रायटिस (Osteoarthritis) म्हणतात. अतिरिक्त मेदसंचितीमुळे सांध्यांची झीज झाल्याने, विशेषत: शरीराचा भार सहन करणारे सांधे (Weight Bearing Joints) उदा. Hip Joint, Knee Joint, Spine यामध्ये ऑस्टिओआर्थ्रायटीस जास्त प्रमाणात दिसतो.

चिकित्सा -
* स्नेहन, स्वेदन.
* उष्ण भोजन आणि अपतर्पण करणारा आहार.
* कोमट पाण्याने स्नान.
* हाडांची झीज भरून काढणारा, पण मेद न वाढविणारा आहार.
* वजन कमी करण्यासाठीची औषधी चिकित्सा.
* योग्य व्यायाम.

८. स्थूलता आणि कंबरदुखी

वजन वाढल्याने पोटाचा घेरही वाढतो. त्यामुळे पाठीकडून पोटाकडे येणाऱ्या स्नायूबंधांवर अतिरिक्त ताण पडतो. यामुळे लंबर लारडोसिस (Lumbar Lordosis- कमरेच्या मणक्याचा अनैसर्गिक बाक) हे लक्षण दिसते. तसेच आपण बैठक स्थितीत असतांना कमरेवर उर्ध्व शरीराचा भार पडत असल्याने स्थूल व्यक्तींच्या कमरेला अतिरिक्त भार सहन करावा लागून कंबरदुखी वाढते.

स्थूल व्यक्तींमध्ये अस्थि धातूचा उपचय नीट न झाल्याने हाडांची झीजही (Osteoporosis) जास्त प्रमाणात होते. त्यामुळे कंबरदुखी, मानदुखी, सांधे दुखणे ही लक्षणे जास्त प्रमाणात आढळतात.

चिकित्सा –
* स्नेहन, मर्दन, स्वेदन, कटी बस्ती.
* उष्ण भोजन आणि अपतर्पण करणारा आहार.
* कोमट पाण्याने स्नान.
* वजन कमी करण्यासाठी औषधी चिकित्सा.
* पोटाचा घेर कमी होण्यासाठीचे व्यायाम.
* प्राणायाम प्रकार.

९. स्थूलता आणि टाचदुखी

आपल्या पूर्ण शरीराचे वजन कॅलकॅनिअम (Calcanium) हे टाचेतील हाड पेलत असते. वजन वाढल्यावर हे हाड अतिरिक्त भार सहन करू शकत नाही. तेथील स्नायूबंधाचा (Tendon) भाग काट्याप्रमाणे कडक होऊन पाय जमिनीवर टेकवल्यावर सतत टोचत राहतो. विशेषतः सकाळी उठल्यानंतर व बराच वेळ बसून उठल्यानंतर पहिली काही पावले चालताना असह्य वेदना होतात.

चिकित्सा -

* औषधी तेलाने पावलास अभ्यंग करून पाय गरम पाण्यात सुमारे वीस मिनिटे ठेवावा.
* शरीराचा भार टाचेवरील एका विशिष्ट ठिकाणी न पडता पूर्ण टाचेवर पडेल अशा प्रकारची पादत्राणे वापरावीत. घरातसुद्धा मऊ टाच असलेल्या स्लीपर्स अथवा चपला वापराव्यात.
* वजन कमी करण्यासाठी औषधी चिकित्सा.
* व्यायाम करताना, विशेषत: चालण्याचा व धावण्याचा व्यायाम करताना मऊ टाच असलेले बूट वापरावेत.

१०. स्थूलता आणि व्हेरिकोज वेन्स

स्थूल व्यक्तींमध्ये रक्त गोठणे (Thrombosis) आणि शीरा एकमेकांत गुंतून गोठलेल्या रक्तामुळे व्हेरिकोसिटी (Varicosity) दिसते. विशेषत: मांड्या, गुडघे, पिंडरी यांच्या ठिकाणी व्हेरिकोज व्हेन्स (Varicose Veins) दिसतात. शीरांमधील झडपांच्या अकार्यक्षमतेमुळे रक्त शीरांमध्ये साठून राहते. विशेषत: स्थूल व्यक्तींमध्ये या झडपांची अकार्यक्षमता दिसून येते. यामध्ये पायांच्या ठिकाणी सूज, वेदना, कधीकधी ताप अशी लक्षणेही असतात. या वेरिकोज व्हेन्स असलेल्या व्यक्तींना वैद्यकीय उपचारांची गरज असते.

याचे व्हेनस थ्रॉम्बोसिस (Venous Thrombosis) व डीप व्हेनस थ्रॉम्बोसिस (Deep Venous Thrombosis) असे दोन प्रकार असतात. यातील डीप व्हेनस थ्रॉम्बोसिस हा प्रकार तुलनेने गंभीर असतो. रक्ताची एखादी गुठळी रक्तप्रवाहाबरोबर शरीराच्या इतर भागात गेल्यास ती एक वैद्यकीय आणीबाणी (Medical Emergency) समजली जाते. कारण ही गुठळी मेंदू, हृदय, फुप्फुस इ. महत्त्वाच्या अवयवातील शीरेमध्ये अडकल्यास प्राणावर बेतू शकते.

चिकित्सा —

* वैद्यकीय सल्ला व उपचार.
* बाजारात मिळणारे Stockings (मांडीपर्यंतचे घट्ट मोजे) वापरावे.
* विशिष्ट आयुर्वेदिक तेलांनी अभ्यंग, स्वेदन.

११. स्थूलता आणि श्वसनसंस्था

स्थूल व्यक्तींमध्ये पोट व पाठीवरील मेदाचा थर वाढल्याने Sternumचा (दोन्ही बाजूंकडील बरगड्यांना जोडणारे छातीचे हाड) खालचा भाग उंचावला जातो. या दाबामुळे बरगड्यांच्या (rib) हालचाली काही प्रमाणात मंदावतात. त्यामुळे

फुफ्फुसांची प्राणवायू आत घेण्याची क्षमता (Oxygen Intake Capacity) कमी होते, तसेच कार्बनडायऑक्साइडचाही (Carbondioxide) पूर्ण निचरा होत नाही. यामुळे धाप लवकर लागते व श्वासही वेगाने घ्यावा लागतो.

असे मानले जाते की, प्रत्येक जिवाला निसर्गाने जन्मतःच ठरावीक संख्येने श्वास दिलेले आहेत. या दोन श्वासांमधील अंतर वाढल्यास आयुष्य आपोआप वाढेल. म्हणूनच प्राचीन ऋषीमुनींनी प्राणायामरूपी औषध जगाला दिले. दोन श्वासामधील अंतर वाढवून मृत्यूला पुढे ढकलण्याची योजना या दूरदर्शी, विज्ञाननिष्ठ ऋषीमुनींनी प्राणायामाच्या माध्यमातून तयार केली.

स्थूल लोकांना पोटाच्या घेरामुळे दीर्घश्वसन (Deep Breathing) करणे अवघड जाते. या लोकांना धापही लवकर लागते व श्वासही जास्त घ्यावे लागतात. त्यामुळे त्यांचा एकूण आयुष्याचा कालावधी कमी होतो. म्हणूनच बारीक लोकांच्या मृत्यूपेक्षा स्थूल लोकांच्या मृत्यूचे सरासरी प्रमाण जास्त असते.

स्थूल लोकांची प्रतिकारक क्षमता कमी असल्याने त्यांना वारंवार श्वसनसंस्थेचा जंतूसंसर्ग (Respiratory Infections) होतो.

चिकित्सा –

- प्राणायाम प्रकार.
- वजन कमी करण्यासाठी औषधी चिकित्सा.
- व्यायाम.

१२. स्थूलता आणि पचनसंस्था

मेदाच्या चयापचय क्रियेमध्ये पाण्याची गरज असते. हे पाणी मोठ्या आतड्यातून शोषले जाते. आहारात तंतुमय पदार्थ कमी असल्यास आतड्याला मलाचे थर चिटकून राहतात. तसेच मलाचे खडेही तयार होतात. त्यामुळे बऱ्याच स्थूल व्यक्तींमध्ये मलबद्धतेचा (Constipation) त्रास दिसून येतो.

आपण बैठक स्थितीत असताना आपले बरेचसे वजन गुदभागाच्या आजूबाजूच्या स्नायू व रक्तवाहिन्यांवर पडते. त्यातून मलबद्धता व अतिप्रवाहणामुळे (कुंथणे), मूळव्याध (Piles), परिकर्तिकाचे (Fissure) प्रमाण स्थूल व्यक्तींमध्ये जास्त असते.

स्थूल व्यक्तींमध्ये चयापचय क्रियेची गती मंद असल्याने या लोकांना अनेक वेळा पचनसंस्थेच्या व पोटाच्या विकारांना सामोरे जावे लागते.

स्थूल व्यक्तींमध्ये पित्ताशयामध्ये खडे (Gall Stones) होण्याचे प्रमाण जास्त असते. तसेच स्वादुपिंड (Pancreas) आणि यकृताशी (Liver) संबंधित व्याधी या लोकांमध्ये अधिक प्रमाणात दिसतात. पोटाचा घेर वाढल्याने हर्निया (Hernia)

होण्याचे प्रमाणही जास्त असते. तसेच या लोकांना आम्लपित्ताचा (Hyperacidity) त्रासही जास्त प्रमाणात होतो.

चिकित्सा -

* आहारातील पथ्यपालन.
* मृदू विरेचन.
* बस्ती.
* वजन कमी करण्यासाठीची औषधे.
* व्यायाम.

१३. स्थूलता आणि मधुमेह

मधुमेहामध्ये (Diabetes Mellitus) शरीरात इन्सुलिनची पूर्णत: अथवा अंशत: कमतरता निर्माण होते, ज्यामुळे रक्तातील साखरेचे पचन (Metabolisam) मंदावते व रक्तशर्करा वाढते. आधुनिक शास्त्रानुसार मधुमेहाचे दोन प्रकार पडतात.

१. टाइप १ मधुमेह – यालाच Insulin Dependent Diabetes (इन्शुलिनवर अवलंबून असणारा मधुमेह) असेही म्हणतात. स्वादुपिंडामधील इन्सुलिन तयार करणाऱ्या पेशींमध्ये बिघाड किंवा नाश यामुळे इन्सुलिन तयारच होत नाही. व्हायरल इन्फेक्शन (Viral Infection) किंवा ऑटोइम्यून डिसऑर्डर (Autoimmume Disorders) ही याची कारणे आहेत. साधारणपणे बालपणामध्ये किंवा पौगंडावस्थेमध्ये याची सुरुवात होते. या प्रकारच्या मधुमेहामध्ये इन्सुलिनची इंजेक्शन्स घेणे क्रमप्राप्त असते. साधारणपणे एकूण मधुमेहाच्या रुग्णांपैकी १५ ते २० टक्के रुग्ण या प्रकारचे असतात.

२. टाइप २ मधुमेह – यालाच Non Insulin Dependent Diabetes (इन्शुलिनवर अवलंबून नसणारा मधुमेह) असेही म्हणतात. या प्रकारच्या रुग्णांमध्ये स्वादुपिंडामध्ये इन्सुलिन तयार तर होते, पण अतिरिक्त मेदसंचितीमुळे (Extra Fat Tissue) शरीराला अधिक प्रमाणात इन्सुलिनची गरज भासते. मेदपेशींमध्ये (Adipose Tissue) तयार होणारे सायटोकाइन्ससारखे (Cytokines) घटक इन्सुलिनच्या पेशीस्तरावरच्या कार्यामध्ये अडथळा आणतात आणि त्यामुळे शरीरात इन्सुलिन तयार होत असूनसुद्धा सायटोकाइन्ससारख्या (Cytokines) घटकांमुळे इन्सुलिनची कार्यकारी शक्ती कमी पडते आणि पर्यायाने रक्तशर्करा वाढते. साधारणपणे चाळिशीच्या वरील व्यक्तींमध्ये हा प्रकार बघायला मिळतो. एकूण मधुमेहाच्या रुग्णांपैकी ८०-८५ टक्के रुग्ण या प्रकारचे असतात. अर्थात बालपणामध्ये स्थूलता अधिक वाढल्यास बाल वयातही व पौगंडावस्थेतही या प्रकारचे रुग्ण आढळतात.

स्थूलता आणि मधुमेह – आयुर्वेदीय दृष्टिकोन

आयुर्वेदशास्त्रात मधुमेहाविषयी विस्तृत वर्णन व चिकित्सा आढळते. आयुर्वेदामध्ये प्रमेहाचे (Diabetes) वीस प्रकार सांगितले आहेत. त्यातील मधुमेह हा असाध्य व्याधी म्हणून वर्णन केला आहे.

आस्यासुखं स्वप्नसुखं दधीनि ग्राम्यौदकानूपरसाः पयांसि ।

नवान्नपानं गुडवैकृतं च प्रमेह हेतुः कफकृच्च सर्वम् ।।

चरक चिकित्सा अध्याय ६ वा

प्रमेहाची कारणे सांगताना चरक ऋषींनी वरील श्लोक उद्धृत केला आहे. एकाच जागी सुखाने बसून राहणे, अयोग्य वेळी अधिक काळापर्यंत झोपून राहणे, दह्याचे अधिक प्रमाणात सेवन करणे, जंगलातील प्राण्याऐवजी (मुक्त विहार करणाऱ्या प्राण्यांऐवजी) कमी हालचाल करणाऱ्या (आयते खायला मिळणाऱ्या) प्राण्यांचे मांस भक्षण करणे. उदा. खुराड्यातील कोंबड्या. तसेच अधिक प्रमाणात दुग्धजन्य पदार्थांचे सेवन. उदा. मिठाई, खवा, लोणी, तसेच नवान्नसेवन म्हणजेच नुकतेच पिकलेले नवीन धान्य, तसेच वेगवेगळे गोड पदार्थ अधिक मात्रेत नेहमी खाणे, तसेच कफदोष वाढविणाऱ्या गोष्टी नेहमी खाणे ही प्रमेहाची सर्वसाधारण कारणे सांगितली आहेत.

गृध्नुमभ्यवहार्येषु स्ननचङ् क्रमणद्विषम् ।

प्रमेह: क्षिप्रमभ्येति नीड द्रुमथिवाण्डज: ।।

ज्या प्रकारे पक्षी आपले घरटे असणाऱ्या वृक्षावर नक्की परत येतात त्याचप्रमाणे अन्नाचा खूप लोभ करणारे तसेच स्नान आणि व्यायाम यांचा त्याग करणाऱ्या लोकांमध्ये मधुमेह (प्रमेह) नक्की होतो.

स्थूलतेमुळे स्वादुपिंड ग्रंथीची इन्सुलिन स्रवणाची (Insulin Secretion) कार्यक्षमता कमी होते. त्यामुळे बरेचदा घरात मधुमेहाचा इतिहास (History) नसतानासुद्धा स्थूल व्यक्तींच्या रक्तात अतिरिक्त साखर सापडते.

मेदपेशी मेदाने ओतप्रोत भरल्यामुळे त्या फुगतात आणि या ताणामुळे स्वादुपिंडाची पर्यायाने इन्सुलिनची संवेदनशीलता कमी होते. यातून ज्यांचा पोटाचा घेर अधिक आहे, त्यांना मधुमेहाची शक्यता जास्तीत जास्त असते. स्थूल व्यक्तींमध्ये इन्सुलिन रिसेप्टरची संख्यात्मक आणि गुणात्मक कमतरता निर्माण होऊ शकते. त्यामुळे या लोकांमध्ये साखरेच्या पचनासाठी अतिरिक्त इन्सुलिनची गरज भासते. तेच वजन कमी झाल्यावर मात्र शरीराची साखर पचविण्याची क्षमता वाढते.

यकृतात चरबी (Fatty Liver) जास्त प्रमाणात साठल्यास ग्लुकोजपासून (Glucose) ग्लायकोजेन (Glycogen) बनविण्याची यकृताची शक्ती कमी पडते. त्यामुळे या लोकांच्या लघवीत मधुमेह नसतानासुद्धा साखर सापडू शकते. ग्लायकोसुरिया

(Glucosuria). तेच वजन कमी झाल्यावर यकृताचे कार्य सुधारल्यामुळे लघवीच्या तपासणीत साखर सापडत नाही.

स्थूलता आणि मधुमेह एकत्र असणाऱ्या व्यक्तींमध्ये हृदयविकार, किडनीचे विकार, मेंदूचे विकार होण्याचे प्रमाण जास्त असते. या व्यक्तींमध्ये व्यायाम हा औषधाइतकाच महत्त्वाचा मानला पाहिजे.

चिकित्सा —

◆ या व्यक्तींनी किमान पाच ते सात कि.मी. नियमितपणे चालण्याचा व्यायाम करावा.

◆ एरोबिक्स, कार्डीओ व्यायाम करावेत.

◆ आहारातील कडक पथ्यपालन

◆ वजन व मधुमेह नियंत्रित करण्यासाठीची औषधी चिकित्सा.

१४. स्थूलता आणि प्रजनन संस्था

स्त्रियांमध्ये –

स्थूल असलेल्या स्त्रियांमध्ये वंध्यत्वाचे प्रमाण जास्त असते. ओटीपोटावर अतिप्रमाणात मेदसंचिती असल्यास अंडाशयातील गाठी (Polycystic Ovary), तसेच अंत:स्रावांच्या असंतुलनामुळे (Hormonal Imbalance) गर्भाशयातील गाठी (Uterine Fibroid), ओठावरील मिशीसारखे केस (Hirsutism), मासिक पाळीच्या समस्या या प्रकारच्या समस्या उद्भवू शकतात.

साधारणपणे स्त्रियांमध्ये मेदसंचिती ही परिसरीय (Peripheral) म्हणजे स्तन, नितंब, मांड्या या ठिकाणी दिसते, तर पुरुषांमध्ये मेदसंचिती ही केंद्रीय (Central) म्हणजे गळा, पोट यावर दिसते. जर स्त्रियांमध्ये अंत:स्रावांचे असंतुलन झाले, तर मेदसंचिती ही गळा, पोट यांवरही दिसते.

गर्भावस्थेत पायावर सूज येणे (Pedal Oedema), कंबरदुखी (Low Back Pain), आम्लपित्त (Hyperacidity), गर्भावस्थेतील उच्च रक्तदाब (Pregnancy Induced Hypertension), गर्भावस्थेतील मधुमेह (Pregnancy Induced Diabetis), गर्भावस्थेतील टॉक्सिमिया (Toximia), गर्भाची वाढ कमी असणे (Intra Uterine Growth Retardation) इ. समस्या विशेषत: स्थूल स्त्रियांमध्ये उद्भवू शकतात. प्रसूतिसमयीसुद्धा अनेक वैद्यकीय समस्या (Complications) उद्भवू शकतात. सिझेरीयनचे प्रमाणही अधिक असते.

स्थूल स्त्रियांमध्ये चाळिशीनंतर पाळी जाण्याच्या वेळी उद्भवणाऱ्या तक्रारी (Menopausal Syndrome) तसेच कर्करोगाची (Cancer) भीती जास्त असते.

पुरुषांमध्ये –

स्थूल व्यक्तींचे वैवाहिक जीवन दयनीय असते. पोटाचा घेर जास्त असल्याने लैंगिक संबंध ठेवणे कठीण जाते. तसेच अंत:स्रावांच्या असंतुलनामुळे संबंध ठेवण्याची इच्छा कमी असणे, शुक्रजंतूंची संख्या व हालचाल कमी असणे (Oligospermia), शुक्रजंतूंचा अभाव (Azospermia) या समस्या उद्भवू शकतात.

चिकित्सा –

- स्नेहन, स्वेदन, उष्णभोजन, पंचकर्म – विरेचन, बस्ती, उत्तर बस्ती.
- सात्त्विक आचरण.
- प्राणायाम-प्रकार, ध्यानधारणा (Meditation).
- वजन कमी करण्यासाठीची औषधे व आहार.
- चालण्याचा व्यायाम.
- प्रजनन संस्थेला बळ देणारी औषधे (रसायन व वाजीकरण चिकित्सा).

१५. स्थूलता आणि अंत:स्रावी ग्रंथी

जसे अंत:स्रावी ग्रंथींच्या (Endocrinal Glands) बिघाडामुळे वजन वाढते, तसेच वजन वाढल्यानेही अंत:स्रावी ग्रंथींच्या स्रावात बिघाड होतात (Hormonal Imbalance). थोडक्यात स्थूलतेबरोबरच हायपोथायरॉईडिझम (Hypothyroidism) आणि पॉलिसिस्टिक ओव्हॅरिअन सिंड्रोम (Polycystic Ovarian Syndrome) ह्या नेहमी आढळणाऱ्या व्याधी, तसेच कुशींग्ज सिंड्रोम (Cushing's Syndrome), सेंट्रल हायपोथायरॉयडीझम (Central Hypothyroidism), हायपोथॅलॅमिक डिसऑर्डर (Hypothalamic Disorders) ह्या क्वचित आढळणाऱ्या व्याधी अति स्थूल रुग्णांमध्ये बघायला मिळतात. अर्थात वजन वाढण्याची प्रक्रिया ही त्या-त्या अंत:स्रावी ग्रंथींच्या बिघाडावर अवलंबून असते.

हायपोथायरॉयडीझममध्ये (Hypothyroidism) चयापचयाची गती (Metabolic Rate) कमी होते, तसेच शरीरातील विविध उतींमध्ये हायलुरोनिक ऑसिड (Hyaluronic Acid) साठून राहते. हृदयाच्या अकार्यक्षमतेमुळे (Reduced Cardiac Output) द्रवपदार्थ शरीरात साठून राहिल्याने (Fluid Retention) वजन वाढत जाते. स्त्रियांमधील पॉलिसिस्टिक ओव्हॅरिअन डिसीजमध्ये (Polycystic Ovarian Disease) ओटीपोटावर अतिरिक्त मेदसंचिती झाल्याने अंडाशयातील गाठी (Cyst) वाढतात, कारण मेदाच्या थरांमुळे तेथील रक्तपुरवठा मंद (Sluggish) झालेला असतो. गाठी वाढल्या की, वजन वाढते आणि वजन वाढले की, गाठी अजूनच वाढतात आणि ती स्त्री त्या दुष्टचक्रात अडकते. मासिक पाळीच्या अनियमिततेमुळे अशा स्त्रियांना वंध्यत्वाला सामोरे जावे लागते. अशा स्त्रियांनी वजन कमी केल्यास, तसेच

ओटीपोटावर चरबी न साठण्याचे व्यायाम केल्यास अंडाशयातील गाठी कमी होऊन त्यातील बीज (Ovum) वेळेवर फुटून बाहेर येते आणि मासिक पाळी वेळेवर येते.

ज्या स्त्रियांमध्ये अंत:स्त्रावांचे असंतुलन (Hormonol Imbalance) होते, अशा स्त्रियांमध्ये केंद्रीय स्थूलता (Central Obesity) दिसते. या स्त्रियांमध्ये गळा, ओटीपोट, पोट या ठिकाणी अतिरिक्त मेदाची संचिती होताना दिसते.

चिकित्सा –

◆ वैद्यकीय सल्ला व उपचार.

◆ वजन कमी करण्यासाठी योग्य आहार, व्यायाम व औषधे.

◆ सूर्यनमस्कार, ओंकार, प्राणायाम.

१६. स्थूलता आणि कॅन्सर

शरीराचे आकारमान जेवढे जास्त, तेवढी कॅन्सर होण्याची भीती जास्त असते. स्थूल स्त्रियांमध्ये स्तनाचा, गर्भाशयाचा, पित्तनलिकेचा कॅन्सर, तर पुरुषांमध्ये आतड्याचा व गुदद्वाराचा कॅन्सर जास्त प्रमाणात आढळतो.

डबाबंद अन्न, प्रक्रियायुक्त अन्नपदार्थ (Processed Food), सॉस, कृत्रिम रंग घातलेले पदार्थ, जाम-जेली, टीनफूड, फास्टफूड, शीतपेये, बेकरीचे पदार्थ, मैद्याचे पदार्थ, आइसक्रीम्स, पिझ्झा-बर्गर, फरसाण-शेव, अति तेलकट पदार्थ, सोडा असणारे पदार्थ, कॉकटेल्स यामुळे शरीरात विकृत मेद साठायला सुरुवात होते. हे पदार्थ टिकविण्यासाठी, तसेच रेडिमेड ज्यूस, भाज्या, दूध, ताक, दही यात वापरले जाणारे प्रिझर्वेटीव्हज (Preservatives) मेदात विरघळणारे (Fat Soluble) असतात. याचे शरीराबाहेर निचरा होण्याचे कुठलेही साधन नसल्याने हे घटक वर्षानुवर्षे मेदाच्या आगारांमध्ये (Fat Depot) साठत राहतात. आपल्याला माहितीच आहे की, कृत्रिम रंग आणि प्रिझर्वेटीव्हज हे Carcinogenic म्हणजेच कॅन्सरची शक्यता वाढवणारे आहेत. त्यामुळे प्रक्रियायुक्त अन्नपदार्थ खाण्याचा वाईट परिणाम स्थूल व्यक्तींमध्ये दिसतो.

चिकित्सा –

◆ वैद्यकीय सल्ला व उपचार.

◆ रसायन चिकित्सा.

◆ आहारातील पथ्यपालन.

◆ ओंकार, प्राणायाम, ध्यानधारणा (Meditation)

१७. स्थूलता आणि त्वचा

प्रत्येक व्यक्तीच्या त्वचेखाली निसर्गत: मेदाचा थर असतो. स्थूल व्यक्तींमध्ये हा मेदाचा थर खूप जाड असतो. या मेदाच्या थरामधूनच त्वचेकडे येणाऱ्या रक्तवाहिन्या येतात. स्थूल व्यक्तींमध्ये त्वचेकडे येणाऱ्या या रक्तवाहिन्यांवर दाब पडतो. त्यामुळे त्वचेकडे येणारा रक्तपुरवठा मंद (Sluggish) होण्याची शक्यता असते. यामुळे त्वचेची स्थानिक प्रतिकारक्षमता कमी होऊन स्थूल व्यक्तींना विविध त्वचाविकारांना तोंड द्यावे लागते.

स्थूल व्यक्तींमध्ये एक्झिमा (Eczema), पिगमेंटेशन (Pigmentation) पिंपल्स (Pimples) हे त्वचा-विकार जास्त प्रमाणात दिसतात. त्वचेची प्रतिकारक्षमता कमी झाल्यामुळे ॲलर्जीसुद्धा (Allergy) दिसते. स्थूल व्यक्तींच्या केसांच्या मुळाचे पोषण कमी झाल्याने केस गळणे व केसात वारंवार कोंडा होण्याची लक्षणेही दिसतात.

असे दिसून येते की, स्थूल व्यक्तींमध्ये, विशेषत: तरुण मुला-मुलींमध्ये तारुण्यपिटिकांचे (Acne) प्रमाण जास्त असते. तारुण्यपिटिकांना कारणीभूत असणारी त्वचेतील सिबॅशिअस ग्लँड (Sebaceous Gland) ही ग्रंथी एका मेदयुक्त तैलीय पदार्थाने (Sebum) ओतप्रोत भरलेली असते. म्हणूनच आहारातील तेलकट, तुपकट पदार्थ कमी केले व अपतर्पणजन्य आहार घेतला, तर तारुण्यपिटिका कमी होताना दिसतात.

चिकित्सा –

◆ औषधी लेप, उद्वर्तन, स्वेदन.
◆ मृदू विरेचन, रक्तमोक्षण, नस्य.
◆ उष्ण भोजन व अपतर्पण करणारा आहार.
◆ औषधी सिद्ध कोमट पाण्याने स्नान.

१८. स्थूलता आणि हृदयविकार

संपूर्ण शरीराला शुद्ध रक्ताचा पुरवठा करण्याचे कार्य हृदय अविरतपणे करत असते. हृदयाला शरीरातील पंप असेही म्हणतात. ज्याप्रमाणे हृदय संपूर्ण शरीराला रक्ताचा पुरवठा करते, त्याच पद्धतीने हृदयाला स्वत:लासुद्धा त्याचे कार्य अविरतपणे चालण्यासाठी रक्तपुरवठ्याची गरज असते. हृदय हा एक मांसल अवयव आहे. स्थूलता आणि हृदयविकार यांचा खूप जवळचा संबंध आहे, कारण प्रत्येक अति स्थूल व्यक्तीला कधी ना कधी हृदयविकाराशी सामना करावा लागतोच.

आयुर्वेदशास्त्रात, चरकसंहितेतील त्रिमर्मीय अध्यायात हृदयाविषयी विस्तृत

विवेचन आढळते. रसरक्ताबरोबरच आयुर्वेदाने हृदय हे मनाचेही स्थान सांगितले आहे.

शरीरातील अतिरिक्त मेदसंचितीमुळे शरीराच्या अगदी कानाकोपऱ्यात रक्ताचा पुरवठा करण्याचे हृदयाचे काम अवघड होते आणि हृदयविकारांना आमंत्रण मिळते.

कोलेस्ट्रॉल आणि हृदयविकार

कोलेस्ट्रॉल हा शरीरातील मेदयुक्त चिकट पदार्थ आहे. हा पदार्थ मेदयुक्त अन्नपदार्थांमधून शरीराला मिळतो. त्याचप्रमाणे तो शरीराकडूनही तयार केला जातो. शरीरातील पेशींच्या निर्मितीध्ये व सुरळीत कार्यामध्ये, तसेच अंत:स्रावांच्या निर्मितीमध्ये कोलेस्ट्रॉल भाग घेते. अर्थात या कार्यासाठी शरीराला अत्यल्प प्रमाणात कोलेस्ट्रॉलची गरज असते. रक्तप्रवाहातील वाढलेले कोलेस्ट्रॉलचे प्रमाण (Hypercholesterolemia) हृदयविकारांना कारणीभूत होते.

कोलेस्ट्रॉलचे दोन प्रकार -१. लो डेन्सिटी लायपोप्रोटीन (LDL)

२. हाय डेन्सिटी लायपोप्रोटीन (HDL)

यातील LDLला 'अपायकारक कोलेस्ट्रॉल' आणि HDLला 'उपकारक कोलेस्ट्रॉल' म्हणतात.

११ ते १२ तास उपाशी राहून केलेल्या रक्तातील कोलेस्ट्रॉल तपासणीचे नॉर्मल प्रमाण पुढीलप्रमाणे असावे.

एलडीएल कोलेस्ट्रॉल	-	१३० mg / dl
एचडीएल कोलेस्ट्रॉल	-	४० mg / dl
टोटल कोलेस्ट्रॉल	-	२०० mg / dl

आहार, व्यायाम, मद्यपान, धूम्रपान, मानसिक तणाव आणि गंभीर आजारानंतर आलेला अशक्तपणा यामुळे कोलेस्ट्रॉलची रक्तातील पातळी कमी-अधिक होऊ शकते.

रक्तातील कोलेस्ट्रॉल का वाढते?

१. आनुवंशिकता.

२. वेगवेगळ्या आजारांचे दुष्परिणाम.

३. स्थूलता – अति मेदयुक्त पदार्थ खाण्यामुळे वाढलेल्या स्थूलतेमध्ये कोलेस्ट्रॉलचे प्रमाण वाढलेले दिसते.

अति मेदयुक्त पदार्थांच्या अति सेवनाने तसेच व्यायामाच्या अभावामुळे एलडीएल कोलेस्ट्रॉलचे प्रमाण वाढते की, जे अत्यंत घातक असते. पथ्याने आणि नियमित व्यायामाने एलडीएल कोलेस्ट्रॉलचे प्रमाण कमी होते आणि शरीराला आवश्यक असणाऱ्या एचडीएल कोलेस्ट्रॉलचे प्रमाण वाढून ते शरीराला उपकारक ठरते.

अतिरिक्त वाढलेल्या कोलेस्ट्रॉलमुळे रक्तवाहिन्यांतील आतील भिंतींवर मेद

(Plaque) साठत जातो. हा मेद अति प्रमाणात साठल्यास रक्तप्रवाहास अडथळा येऊन रक्तवाहिन्यांना काठिण्य येते. याला ॲथरोस्क्लेरॉसिस (Atherosclerosis) असे म्हणतात. यामुळे रक्ताच्या गुठळ्याही (Blood Clots) तयार होऊ शकतात. हृदयाला रक्तपुरवठा करणाऱ्या रक्तवाहिनीमध्ये (Artery) ही गुठळी अडकल्यास हृदयाचा झटका (Heart Attack) येतो, तर मेंदूतील रक्तवाहिनीत गुठळ्या अडकल्यास मेंदूचा तो विशिष्ट भाग मृत होतो (Stroke).

ॲथरोस्क्लेरॉसिसमुळे (Atherosclerosis) मृत्यूचे प्रमाण इतर हृदय विकारांपेक्षा जास्त असते.

चिकित्सा —

- वैद्यकीय सल्ला व उपचार.
- आहारातील अतिमेदयुक्त पदार्थ पूर्णपणे बंद करणे.
  उदा. करडई तेल, खोबरेल तेल, कोरडे खोबरे, वनस्पती तूप, मिठाई.
- चोथायुक्त (Fibrous) आणि लेसिथिनचा (Lecithin) पुरवठा करणारे अन्नपदार्थ खाणे.
- योग्य व्यायाम व वजन कमी करण्यासाठीची चिकित्सा.

उच्च रक्तदाब आणि हृदयविकार

वाढलेल्या रक्तदाबाला उच्च रक्तदाब हायपरटेंशन (Hypertension) असे म्हणतात. आपले वय ६०पेक्षा कमी असेल आणि प्रत्येक तपासणीच्या वेळी आपला रक्तदाब १४०/९० किंवा त्यापेक्षा अधिक असेल, तर आपणास उच्च रक्तदाबाचा त्रास आहे असे समजावे. वयस्कर लोकांमध्ये १४०/९० हे रक्तदाबाचे प्रमाण नॉर्मल समजले जाते.

मनुष्याचा नॉर्मल रक्तदाब १२०/८० mm of Hg समजला जातो. जेव्हा हृदयाचे आकुंचन होत असते तेव्हा रक्तवाहिन्यांवर जास्तीत जास्त पडणारा दाब १२० mm of Hg असावा (Systolic B.P.), तर जेव्हा हृदय प्रसरण पावते तेव्हा रक्तवाहिन्यांवर पडणारा दाब ८० mm of Hg असावा (Diastolic B.P.), असे मानले जाते. या दोन्हीपैकी कुठलाही रक्तदाब सतत आणि अधिक काळ वाढलेला असल्यास संपूर्ण शरीराला रक्तपुरवठा (Pumping) करणाऱ्या हृदयाचे कार्य विस्कळीत होते. हीच स्थिती खूप काळ राहिल्यास पुढे हृदयाचा झटका (Heart attack), रक्तवाहिन्यांना काठिण्य येणे (Atheroscterosis), मेंदूचे विकार (Stroke) आणि इतर हृदयविकारांची शक्यता वाढत राहते.

ब्लडप्रेशर (Blood Pressure) का वाढते?

मेदाच्या उती (Fat Tissue) आणि किडनीमधून तयार होणारे काही अंत:स्राव (Hormones) रक्तदाबाचे नियमन करत असतात. हे अंत:स्राव रक्तवाहिन्यांच्या व्यासाचे (Diameter of Arteries) नियमन करतात.

अंत:स्रावांच्या अनियमनामुळे, तसेच किडनीच्या अकार्यक्षमतेमुळे पाच टक्के वेळा रक्तदाबातील बिघाड उद्भवतो. औषधामुळे हा बिघाड आपण सुधारू शकतो. मात्र ९५ टक्के वेळा उच्च रक्तदाबाचे कोणतेही ठोस कारण सापडू शकत नाही, ज्याला Essential Hypertension असे म्हणतात. या प्रकारामध्ये रुग्णाला आयुष्यभर औषधी योजना करावी लागते. आपल्या आजूबाजूला उच्च रक्तदाब असणाऱ्या ९५ टक्के व्यक्ती या Essential Hypertension च्या असतात.

स्थूलता, आनुवंशिकता, लिंग, मानसिक तणाव, धूम्रपान, मद्यपान, आहारातील मिठाचे अति प्रमाण ही उच्च रक्तदाबाची काही कारणे आहेत.

स्थूलतेमुळे होणारा उच्च रक्तदाब शरीरातील अति मेदाने (Excess Adipose Tissues) स्रवण केलेल्या विषारी पदार्थामुळे होतो. कारण हे पदार्थ किडनीवर विपरीत परिणाम करतात.

शरीरातील मेदाच्या अतिरिक्त प्रमाणामुळे स्वादुपिंडातून अधिक प्रमाणात इन्सुलिनचे स्रवण होते. याहीमुळे उच्चरक्तदाबाच्या समस्येला सामोरे जावे लागते.

साधारणपणे सुरुवातीला रक्तदाब वाढला, तरी कुठलीही लक्षणे रुग्णाला जाणवत नाहीत, म्हणूनच निदान मेदस्वी लोकांनी तरी वारंवार रक्तदाबाची तपासणी करणे आवश्यक ठरते. काही रुग्णांमध्ये सकाळी उठल्यानंतर डोकेदुखी, अस्वस्थता अशी लक्षणे आढळतात. काही रुग्णांमध्ये छातीत सौम्य कळही येते.

उच्च रक्तदाबामुळे मृत्यू येत नाही, तर येणारा मृत्यू उच्च रक्तदाबाच्या दुष्परिणामांमुळे (Complications) येत असतो.

चिकित्सा –

- स्थूलता कमी करण्यासाठी प्रयत्न करा.
- आहारातील मीठ कमी करा.
- योग्य व्यायाम, प्राणायाम, योगासने, ओंकार.
- धूम्रपान आणि मद्यपान अजिबात नको.
- मानसिक ताण कमी करा.
- वैद्यकीय सल्ला आणि उपचार.

१९. स्थूलता आणि मानसिकता

बरेचदा अति स्थूल लोक स्वत:च्या स्थूलपणावर विनोद करत, दुसऱ्याला हसवत स्वत:च्या मनातील जाड असण्याबद्दलची खंत लपवण्याचा प्रयत्न करतात.

'मी जाड आहे' असे या लोकांच्या मनात कोरलेले असते. बोलताना किंवा कृती करताना जाणवले नाही, तरी 'मी जाड आहे' याचे दडपण त्यांच्या मनावर सतत असते. यातूनच या लोकांमध्ये ताण (Stress), नैराश्य (Depression), चिंताग्रस्तता (Anxiety) अशा काही मानसिक आजारांची सुरुवात होते.

कधीकधी तर आपल्याला समोरची व्यक्ती हसेल, या भीती अथवा ताणापोटी हे लोक समाज, समारंभ यामध्ये भाग घेणे, मिसळणे टाळतात. त्यामुळे यांना मित्र कमी असतात आणि त्यामुळे हे लोक अधिकच एकलकोंडे बनण्याची शक्यता असते. अर्थात, स्थूलतेच्या न्यूनगंडातून बाहेर पडलेल्या व्यक्ती त्यांच्या क्षेत्रात उत्तुंग यश मिळवतांनाही दिसतात. थोडक्यात गरज असते, 'सशक्त' मनाची.

काही स्थूल व्यक्ती अधिक आहार घेऊन स्वत:चा मानसिक तोल टिकविण्याचा प्रयत्न करतात आणि त्यातल्या त्यात गोड पदार्थांचे अधिक सेवन करून आपले मानसिक समाधान करून घेतात. पुढे पुढे गोड पदार्थांचे सेवन हे त्यांचे व्यसन बनते.

स्थूल व्यक्तींमध्ये शारीर धातूंचा उपचय नीट न झाल्याने त्यांना प्रत्येक गोष्टीचा कंटाळा असतो. त्यामुळे स्वत:च्या व्यवसायातही हे लोक अयशस्वी होण्याचा संभव असतो. हे लोक आळशी आणि झोपाळूही असतात. यांना रात्रीप्रमाणे दुपारी झोपले नाही, तर दुपारचेही जागरण वाटते.

दुपारी झोपल्याने कफदोषाची वाढ व दुष्टी होऊन स्रोतसांचा अवरोध अधिकच वाढतो. अधिक आहाररस मेदधातूकडे खेचला जाऊन अपचित मेदाची निर्मिती होते. आणि म्हणूनच आयुर्वेदशास्त्रात दिवास्वाप (दिवसा झोपणे) निषिद्ध मानले गेले आहे. केवळ लहान मुले, वृद्ध (६० वयाच्या पुढे), रुग्ण आणि गर्भवती स्त्रिया यांना दिवसा झोपण्याची परवानगी आयुर्वेदाने दिली आहे.

बरेच स्थूल लोक झोपेत घोरतात. घोरतांना मोठा श्वास घ्यावा लागल्याने यांना अनेक वेळा जाग येते. यामुळे रात्रीची झोप पूर्ण न झाल्याने चिडचिडेपणा, थकवा येणे, दिवसा झोप येण्याचे प्रमाण वाढते.

चिकित्सा –

- वजन कमी करण्यासाठीची चिकित्सा व उपचार.
- ओंकार, प्राणायाम, ध्यान.
- मानसशास्त्रीय समुपदेशन.
- योग्य व्यायाम.

शरीर आणि मन यांच्या संतुलनाविषयी आयुर्वेद काय म्हणते?

व्याधीक्षमत्व शरीराप्रमाणे मनावरही अवलंबून असते. प्रवर सत्त्व, मध्यम सत्त्व, अल्प सत्त्व असे मानसबलाचे प्रकार आहेत. त्यापैकी अल्प सत्त्व रुग्णांत होणारे व्याधी कष्टसाध्य (कष्टाने बरे होणारे) सांगितले आहेत. कारण मनोबल कमी पडले, तर व्याधीक्षमत्वही कमी होते. म्हणून रुग्ण सत्त्ववान (Strong Will - Power) असावा.

भीरुतस्यरोगकर्तुत्वात् ।

(चक्रदत्त)

चक्रदत्त असे म्हणतात की, भीतीमुळे मनोदौर्बल्य होते. मनोदौर्बल्याने व्याधीक्षमत्व कमी होते, तर व्याधीक्षमत्वाच्या कमतरतेमुळे रोगोद्भव होतो.

विषादो रोगवर्धनानां

(अग्रम)

विषाद म्हणजे दु:ख. दु:खामुळे मनोबल कमी होते व त्यामुळे रोग वाढीस लागतात. शरीरबल चांगले असूनही जर मनोबल कमी असेल, तर ती व्यक्ती व्याधीअक्षम बनते. हीच गोष्ट चरकाचार्यांनी व्याधी अक्षमांचे वर्णन करताना 'अल्प सत्त्वानि।' या शब्दाने स्पष्ट केली आहे.

मेटाबोलिक सिंड्रोम

मेटाबोलिक सिंड्रोमलाच (Metabolic Syndrome) सिंड्रोम एक्स (Syndrome X) असेही म्हणतात. वाताने आवृत्त केल्यामुळे त्रिदोषांचे असंतुलन आणि त्यातच या आवृत्त वाताने रसादी धातूंच्या पोषणात बिघाड केल्यामुळे शरीरावर त्याची अनेक कुलक्षणे दिसतात. ही शारीरक्रिया अधिक काळ तशीच घडत राहिल्यास हृदय, फुप्फुसे, यकृत, किडनी, पचनसंस्था, मेंदू यासह सर्व शरीरामध्ये अनिष्ट लक्षणे निर्माण होतात. ही लक्षणे अथवा व्याधी कधीकधी टप्प्याटप्प्याने, तर कधीकधी अचानक शरीरामध्ये व्यक्त होतात. पाच हजार वर्षांपूर्वी लिहिल्या गेलेल्या आयुर्वेदामध्ये मेटाबोलिक सिंड्रोमविषयी (Metabolic Syndrome) अनेक दाखले सापडतात.

मेटाबोलिक सिंड्रोम हा आधुनिक जगाचा व्याधी मानला जातो. याला काही तज्ज्ञ सायलेंट किलर (Silent Killer) असेही म्हणतात. मेटाबोलिक सिंड्रोम हे आधुनिक जीवनपद्धतीचे फळ आहे. अर्थात हे फळ शापस्वरूप आहे कारण ते जीवनाला मृत्यूकडे नेते.

पोटाचा घेर वाढलेला असणे, कधी एचडीएल कोलेस्ट्रॉलचे प्रमाण घटणे, तर कधी एलडीएल कोलेस्ट्रॉलचे प्रमाण वाढणे, रक्तदाब सतत वाढलेला असणे, शरीरातील इन्सुलिन प्रतिरोध (Insulin Resistance), ट्रायग्लिसेराईड्सचे प्रमाण वाढणे आणि युरिक ॲसिडची पातळी वाढणे ही सर्व लक्षणे व घटक आपणास मेटाबोलिक सिंड्रोम आहे असे दर्शवितात.

कदाचित मेटाबोलिक सिंड्रोम असणाऱ्या व्यक्तींमध्ये सुरुवातीला कुठलीही अनिष्ट लक्षणे (त्याला स्वतःला जाणवणारी) दिसत नाहीत, परंतु वर नमूद केलेल्या घटकांच्या समुच्चयाने अधिक काळ शरीरात राहण्याने हृदय, मेंदू, यकृत व किडनीच्या अनेक व्याधी व्यक्तीला पुढील आयुष्यात जडू शकतात. या व्याधी

मृत्यूलाही कारणीभूत ठरतात. म्हणूनच मेटाबोलिक सिंड्रोमला सायलेंट किलर संबोधले जाते.

मेटाबोलिक सिंड्रोम लक्षणे –

खालीलपैकी कोणतीही तीन लक्षणे एकाच व्यक्तीमध्ये एकाच वेळी आढळल्यास त्या व्यक्तीस मेटाबोलिक सिंड्रोम आहे असे मानले जाते.

कंबरेचा घेर (Waist Circumference)	> ४० इंच पुरुषांमध्ये
	> ३५ इंच स्त्रियांमध्ये
Sr. Triglycerides	> १५० mg/dl
रक्तदाब (Blood Pressure)	> १३०/८५ सतत असणे.
HDL Cholesterol	< ४० mg/dl/ पुरुषांमध्ये
	< ५० mg/dl/ स्त्रियांमध्ये
उपाशीपोटीची रक्तशर्करा (Fasting Glucose)	> ११० mg/dl

चिकित्सा –

- वजन कमी करण्यासाठीची चिकित्सा.
- योग्य आहार आणि पथ्यपालन.
- वैद्यकीय सल्ला व उपचार.

स्थूलता आणि बालपण

एकाच आईचे एक बाळ आईचे वजन योग्य असताना झाले व दुसरे बाळ आई स्थूल झाल्यावर झाले, तर पहिल्या बाळाला त्याच्या पुढील आयुष्यात मधुमेह व स्थूलतेचा धोका दुसऱ्या बाळापेक्षा कमी असतो. म्हणून गर्भ ठेवण्यापूर्वीच स्त्रियांनी आहार व व्यायामाचे महत्त्व समजून घेणे योग्य ठरेल. गर्भवती स्त्रियांनीसुद्धा योग्य आहार आणि योग्य व्यायाम यांचे संतुलन राखणे आवश्यक आहे.

ज्या घरात स्थूलतेची आनुवंशिकता आहे, त्या स्त्रियांनी त्यांच्या गर्भारपणाच्या पाचव्या व सहाव्या महिन्यात आहारात गोड व मेदयुक्त पदार्थ कमीत कमी सेवन करावेत. कारण याच काळात व पुढे बाळ एक वर्षाचे होईपर्यंत बाळाच्या मेदपेशींची निर्मिती होत असते. जर गर्भारपणात गोड व मेदयुक्त पदार्थांचे अति सेवन केले गेले, तर गर्भाच्या मेदपेशी संख्येने जास्त होतात व इतरांपेक्षा पुढील आयुष्यात त्या व्यक्तीला स्थूलतेला फार लवकर सामोरे जावे लागेल.

दोन दशकांपूर्वी बार्कर नावाच्या शास्त्रज्ञाने हजारो गर्भवतींचे केसपेपर तयार करून त्याचा अभ्यास केल्यावर त्यांच्या असे लक्षात आले की, जी बालके जन्माच्या वेळी कमी वजनाची भरली किंवा जी बालके मुदतीच्या पूर्वीच जन्मली (Premature Baby), त्यांना स्थूलतेचा धोका जास्त असतो. गर्भावस्थेत झालेले अपोषण आणि प्रसूतीनंतर झालेले अति पोषण यामुळे असे घडत असावे. दोन्ही गोष्टी कुपोषणाने घडतात, हे मात्र महत्त्वाचे आहे!

वयाच्या पहिल्या वर्षभरात बाळांना जबरदस्तीने खायला घालणे टाळावे. बरेचदा बाळ रडले की, त्याला भूक लागली असेल असे पालकांना वाटते आणि मग जबरदस्ती खायला घातले जाते. बरेचदा बाळ भुकेने नव्हे, तर कंटाळा किंवा हट्टीपणानेही रडते. अशा वेळी खरे म्हणजे त्यांना मायेच्या उबेची गरज असते. त्याऐवजी त्यांना जबरदस्ती खाऊ घातले जाते. आपण जबरदस्तीने घातलेल्या आहाराचीसुद्धा बाळाच्या शरीराला हळूहळू सवय होत जाते आणि बाळेही खात

राहतात. बाळाला वाटते की, आईने खाऊ घालणे हेच प्रेम आहे आणि आई तेव्हाच आपल्याला इतर कामांमधून वेळ देते. त्यामुळे नकळत बाळाच्या मेदपेशींची संख्या वाढत राहते.

वयाच्या पहिल्या वर्षभरात बाळाला जबरदस्तीने खायला घातल्यास मेदपेशी अतिरिक्त संख्येने वाढतात. मोठेपणी ही संख्या वाढली नाही, तरी या चंद्राकृती पेशी मेदाने टम्म फुगतात. थोडक्यात, मेदपेशींची संख्या जेवढी जास्त तेवढी पुढील आयुष्यात स्थूलतेची भीती जास्त. त्यामुळे प्रत्येक सुजाण मातांनी पुढील आयुष्यात आपल्या बाळाला स्थूलतेसारख्या विकाराला सामोरे जावे लागू नये म्हणून गर्भारपणापासूनच पावले उचलावीत.

पहिले वर्षभर तर मातेचे दूध हे मुलांसाठी अमृत आहे. आईचे दूध पुरेसे मिळालेल्या मुलांमध्ये पुढील आयुष्यात वरचे दूध पिणाऱ्या मुलांपेक्षा स्थूलतेचे प्रमाण कमी असते. जन्माच्या वेळी बाळाचे वजन ३.५ कि. ग्रॅम किंवा त्यापेक्षा जास्त असल्यास आणि त्याबरोबरच घरात स्थूलतेची आनुवंशिकता असल्यास अशा बाळांना पुढील आयुष्यात मधुमेहाचा धोका जास्त असतो.

पहिले पाच महिने बाळाला फक्त आईचे दूध पाजावे. सहाव्या महिन्यापासून मुलांना वरणावरचे पाणी, मऊ भात, सर्व भाज्या टाकून केलेली खिचडी, एखादे फळ, गहू, ज्वारी, नाचणी सत्त्वाची पेज इ. पदार्थ आलटून-पालटून द्यावेत.

वरचे दूध देताना त्यात शक्यतो साखर घालू नये. पहिल्यापासून बिन साखरेच्या दुधाची सवय लागली, तर मुलांना तसेच दूध आवडते. दिवसातून तीन ते चार वेळा वरील पदार्थ व इतर वेळी मात्र भूक लागल्यास फक्त आईचे दूधच पाजावे. रात्री १० नंतर सकाळी ६ वाजेपर्यंत मात्र कटाक्षाने आईचे दूधच पाजावे. मुल एक ते दीड वर्षाचे झाल्यावर अंगावर पाजणे हळूहळू बंद करून दिवसातून चार वेळा ठोस आहार द्यावा.

मुलांना येता जाता तोंडात टाकण्याची सवय लावू नये. प्रत्येक पदार्थ चावून खायला शिकवावे. सारखा दुधावर जोर न देता चणे-फुटाणे, गूळ-शेंगदाणे चावून खायची सवय लावावी.

बाळांना अगदी पहिल्यापासूनच सकाळचा नाष्टा, दुपारचे जेवण, संध्याकाळचा नाष्टा, रात्रीचे जेवण अशा पद्धतीने खायला घातल्यास हीच सवय पुढे लागते.

सहा महिने ते एक वर्ष वयापर्यंत बाळाचा आहार तक्ता

सकाळचे दूध+नाष्टा	- वरणावरचे पाणी + तूप किंवा पालेभाज्यांचे सूप
दुपारचे जेवण	- डाळ-तांदळाची पेज, खिचडी, गाईचे दूध
संध्याकाळचा नाष्टा	- बारीक केलेली फळे
रात्रीचे जेवण	- गहू, नाचणी, ज्वारीची पेज + तूप

वयात येताना

कळतं पण वळत नाही!

मुले वयात येताना म्हणजे साधारण ९ ते १६ वर्षे वयोगटातील मुलामुलींमध्ये सध्या वजन झपाट्याने वाढताना दिसते. आधी बारीक दिसणारी ही मुले बघता बघता जाड कधी होतात ते कळतही नाही.

या मुलांना वजन कमी करण्याची ट्रिटमेंट देण्यासाठी जेव्हा पालक आणतात तेव्हा त्यांचे प्रश्न व आमची उत्तरे –

प्रश्न – मी केलेले पदार्थ याला आजकाल आवडत नाहीत. घरची अर्धी पोळी याच्या घशाखाली उतरत नाही. हॉटेलमध्ये मात्र तीन-चार चिवट रोट्या आवडीने गिळतो हा!

उत्तर – त्याच्या मित्रमैत्रिणींना घरी जेवायला बोलवा. स्वयंपाक करताना त्याला मदतीला घ्या. जेव्हा मित्रांपैकी एखादा 'काकू भाजी छान झाली हं!' अशी कॉम्प्लिमेंट देईल तेव्हा त्याचा सकारात्मक परिणाम नक्की होईल.

मुलाला एखादा हॉटेलमधला किंवा मित्राच्या डब्यातला पदार्थ आवडत असेल, तर आपल्या सुटीच्या दिवशी तो पदार्थ त्याच्या मदतीने घरी बनवा. सध्या पाककलेची छान पुस्तके बाजारात मिळतात. त्यांचा आधार घेऊन आपण कुठलाही नवा पदार्थ घरी बनवू शकतो. त्याबरोबरच मुलाने मदत केल्यामुळे त्याला तो पदार्थ आवडतोच व विकत मिळणाऱ्या पदार्थपिक्षा त्यात पोषक अंशही जास्त असतात.

प्रश्न – काल-परवा पर्यंत 'आई-आई' करत मागे फिरणारी प्रज्ञा मी समोर आले की, मैत्रिणीबरोबरचे तिचे बोलणे थांबवते आणि मी परत किचनमध्ये जाण्याची चक्क वाट बघते. हट्टीपणाही खूप करते. वजन तर बघा किती वाढतेय हिचे!

उत्तर – वयात येताना या मुलांची बंड करून उठण्याची प्रवृत्ती वाढलेली असते. त्यांच्या शरीरात होणारे बदल स्वीकारताना त्यांनासुद्धा त्याचा त्रास होत असतो. त्यामुळे एकीकडे खूप चिडचिड, तर दुसरीकडे हळवेपणा, जोरजोरात

हसणे, तर मुळुमुळु रडणे. सकाळी 'आई, तू मला अजिबात आवडत नाहीस.' असे म्हणून आरडाओरडा करणे, तर संध्याकाळी 'आई, तू किती छान पोहे केले गं!' असे म्हणत आनंदाने गळ्यात पडणे. एखाद्या बाबतीत खूप धाडस करणे, तर एखाद्या गोष्टीला खूप घाबरणे. थोडा बेफिकीरपणा, पालकांपेक्षा मित्रमैत्रिणी जवळचे वाटणे या सर्व गोष्टी मुले वयात येताना थोड्याफार फरकाने होणे स्वाभाविक आहे.

वयात येताना मुलांच्या स्नायूंमध्ये बळकटी येते. आवाज बदलतो. वजन व उंची वाढते. विशिष्ट ठिकाणी लव येऊ लागते. शरीराला पुरुषत्व प्राप्त होते.

मुलींमध्ये स्तन व नितंबांची वाढ होते, शरीराला गोलाई येते, नाजूकपणा व सौंदर्य वाढते. विशिष्ट ठिकाणी लव येऊ लागते. शरीराला स्त्रीत्व प्राप्त होते.

अंत:स्रावी ग्रंथी व जननेंद्रिये यांचा विकास व हार्मोन्सची निर्मिती योग्य तऱ्हेने व्हावी, त्यांच्या विकासात व वहनात कुठलाही अडथळा येऊ नये, यासाठी शरीरात चरबीचे प्रमाण जास्त नको. कारण वजन वाढले की, या कार्यात बिघाड होतो आणि बिघाड झाला की, वजन अजून वाढते. त्यामुळे आपण या दुष्टचक्रात अडकतो.

म्हणूनच योग्य आहार, संशोधित औषधे आणि नियमित व्यायाम ही त्रिसूत्री अंगीकारल्यास ह्या वाढत्या वजनाला आळा बसतो.

प्रश्न – विवेक घरातील एकही काम करत नाही. घरी आला की, कॉम्प्युटरवर गेम खेळतो व अबरचबर काहीतरी खातो. जेवणसुद्धा टी.व्ही.समोर बसून करतो. त्याचा तोंडावर ताबाच नाही. पोट बघा कसे सुटायला लागलेय!

उत्तर - सर्वप्रथम टी.व्ही., कॉम्प्युटरसमोरचे खाणे बंद करा. व्यायामाची डी.व्ही.डी. लावून त्याच्यासमोर वॉर्म-अप (Warm-Up), एरोबिक्स (Aerobics) करा. करता करता त्यालाही करायला लावा. तुम्ही थकलात की, 'तू छान करतोस रे, मी थकले!' असे म्हणत प्रेमाने त्याच्याकडून सर्व प्रकार आलटून पालटून करून घ्या. त्याच्याबरोबर तुम्हीसुद्धा जमेल तसे करा. नाहीतर आपल्यावर हे लादले जात आहे, असे त्याच्या लक्षात आल्यावर तो करण्यास टाळाटाळ करेल. त्याला व्यायाम करण्यासाठी प्रोत्साहन द्या. आपण घरातील सगळे एखादी टी.व्ही.वरील मालिका एकत्र बसून बघतो, तसे कुटुंबातील सगळ्यांनी एकत्र अर्धा तास काढून व्यायाम करा. म्हणजे त्याला व्यायामाची गोडी लागेल.

त्याला एखाद्या मैदानी खेळाची आवड असेल, तर आधी योग्य वॉर्म-अप करून नंतरच तो खेळ खेळायला लावा. यासाठी एखाद्या चांगल्या 'कोच'कडून त्याला त्या खेळाचे प्रशिक्षण द्या.

लक्षात ठेवा, वयात येताना वाढलेले वजन भविष्यात आपल्या मुलाला स्थूलतेकडे घेऊन जाणारे असते. त्यामुळे मुलांच्या वाढत्या वजनाकडे दुर्लक्ष करू नका.

प्रश्न – मॅडम, घरात मला सगळे गोलू म्हणतात. मला येता-जाता चिडवतात. मी जेवायला बसलो की, कुजबुजतात.

पालकांना उत्तर – मुलांना वारंवार त्यांचे वाढते वजन, बेडौलपणा याबद्दल टोचून बोलू नये. ही मुले शारीरिक तसेच मानसिक बदलांतून जात असतात. या काळात त्यांचा आत्मविश्वास जोपासला जाणे फार आवश्यक असते. आपल्या चुकीच्या वक्तव्यांनी त्यांचा स्वत:बद्दल नकारात्मक दृष्टिकोन तयार झाला, तर पुढे तो दूर करणे फार त्रासदायक ठरू शकते.

वयात येतानाच्या काळातील (Adolescence) स्थूलतेकडे गांभीर्याने पाहणे फार आवश्यक आहे. कारण अनावश्यक चरबीमुळे शरीरात आवश्यक ते योग्य बदल होण्याची प्रक्रिया मंदावते किंवा खूप लवकर होते. मुलांमधे विरुद्ध म्हणजे स्तन, नितंब यावर पोटाबरोबरीने चरबी साठू लागते, तर आवाजात मुलींप्रमाणे गोडवा येतो.

तर मुलींमध्ये नाजूकपणा वाढण्याऐवजी स्वभावात कडकपणा, अरेरावी येऊ लागते. लवेचे (Vallus Hair) रूपांतर राठ केसांमध्ये (Terminal Hair) होऊ लागते. हे सगळे विपरीत परिणाम थांबवयाचे असतील, तर वेळीच आपली त्रिसूत्री अंगीकारणे आवश्यक ठरेल.

सध्याच्या स्पर्धेच्या युगात मुले बिचारी भरडली जात आहेत. दिवसभर शाळा, क्लास आणि स्पर्धा-परीक्षा सराव! त्यामुळे त्यांचे जेवण, झोप आणि महत्त्वाचे म्हणजे खेळणे हे सगळेच कोलमडलेय. मुलांचा मानसिक ताण वाढू लागला आहे. त्यामुळे त्याचा त्यांच्या पचनशक्तीवरही वाईट परिणाम व्हायला लागला आहे.

त्याचबरोबर मुलांना जंक फूडची लागलेली सवय, कॉम्प्युटर गेम, नेट या आवडीच्या गोष्टी! त्यात चॉकलेट, कोल्ड ड्रिंक्स, आइसक्रीमची भर. तयार खाद्यपदार्थांचे (Ready To Cook) स्वयंपाकघरात आगमन, मुलांमध्ये मैदानी खेळ खेळण्याची नावड, अभ्यासाचा ताण आल्यावर जास्त खाणे या सर्व गोष्टी मुलांना स्थूलतेकडे घेऊन चालल्या आहेत. त्यामुळे वेळीच सावध व्हायला हवे.

वयात येताना वाढलेले वजन भविष्यात शक्यतो कधी कमी होत नाही. त्यामुळे मुलांच्या वाढत्या वजनाकडे दुर्लक्ष करू नका.

उपाय – क्लासला सायकलने पाठवणे, सुट्टीत किंवा नियमित नृत्य, स्विमिंग, फूटबॉलसारखे क्लास लावणे, लिफ्टऐवजी जिन्याचा वापर करायला लावणे. दिवसभरात ४५ मिनिटे नियमित व्यायाम किंवा मैदानी खेळे खेळणे आवश्यक आहे.

स्थूलता आणि उपवास

वजन वाढायला लागले की, बरेचदा उपवास करण्याचा सल्ला दिला जातो. सध्यातर 'डाएटिंग' हा अति परिचित शब्द प्रत्येकाच्या तोंडी आहे. लोकांमध्ये असा समज आहे की आठवड्यातून दोन-तीन उपवास केले आणि दिवसातून एकदाच जेवले, तर आपले वजन आपोआप कमी होईल. मेदाची कोठारे (Fat Depots) कशी तयार होतात, हे आपण समजून घेतल्यास आपल्या लक्षात येईल की, तात्पुरते उपवास करण्याचा वजन कायमचे कमी करण्यासाठी काहीही उपयोग नाही.

वजन वाढताना चंद्राकृती असलेली मेदपेशी मेदाने पूर्ण भरत तिपटीने वाढते आणि तरीही मेदयुक्त आहार घेतच राहिल्यास या पेशींच्या संख्येत वाढ होते. वजन कमी करण्यासाठी केलेल्या उपवासांनी ह्या टम्म फुगलेल्या मेदपेशींमधील मेदाचे बारीक कण होतात व रक्तात शोषले जातात; पण संख्येने वाढलेल्या मेदपेशी कधीच कमी होत नाहीत. त्यामुळे उपवासानंतर पथ्यपालन न केल्यास आणि नेहमीप्रमाणे आहार सुरू केल्यावर याच मेदपेशींमध्ये पुन्हा एकदा वेगाने मेद साठायला सुरुवात होते. थोडक्यात, उपवास करून उपयोग नाही, तर आहाराचे नियोजन आणि संतुलन हवे. आहार तर घ्यायचाच आहे, पण मेदयुक्त पदार्थ (Fatty Food) टाळायचे आहे.

स्थूल व्यक्तींनी आहारात चोथ्याचे पदार्थ (Fibrous Diet) योग्य प्रमाणात सेवन केल्यास त्यांना भूकही भागते, पोट भरल्यासारखे वाटते, रक्तातील कोलेस्टेरॉल पातळी संतुलित राहते, मलबद्धताही होत नाही, तसेच शरीराला आवश्यक असणारी ऊर्जा मेद पेशींमधून घेतली जाते. थोडक्यात, चोथायुक्त आहारामुळे मेदही कमी होतो आणि शरीराचे कुपोषणही होत नाही.

बरेचदा वजन वाढल्यावर डॉक्टर लोकांकडूनही दीर्घ लंघन करण्याचा सल्ला

दिला जातो. या लंघनाने तात्पुरते हलके-हलके वाटतेही; पण केस गळणे, थकवा येणे, अस्वस्थपणा, चिडचिड, मळमळ इ. लक्षणांचा सामना करावा लागतो.

लंघनाने अगदी सुरुवातीला शरीरातील पाणी व क्षार कमी होतात. ऊर्जा स्वरूपात मेदाचे ज्वलन होण्यासाठी तर लंघनाचा सहावा-सातवा दिवस लागतो. त्यामुळे मेद कमी करण्यासाठी कमी दिवसाचे लंघन करणे अजिबात फायद्याचे नाही. लंघनाने तर शरीरातील वातदोषाचा अधिकच प्रकोप होतो. आणि हा प्रकुपित वात स्त्रोतसांचा अवरोध अधिक मात्रेत करतो. यामुळे लंघन काळात जरी वजन कमी झालेले दिसले, तरी भविष्यात याचा अधिक वजन वाढून तोटाच होतो.

हृदयविकार आणि लंघन

हृदयविकार असलेल्या स्थूल व्यक्तींनी लंघन अजिबात करू नये. लंघन केल्यामुळे मेद (चरबी) ऊर्जा स्वरूपात वापरण्यासाठी वेगाने रक्तात येतो, त्यामुळे रक्तातील चरबीचे प्रमाण नेहमीपेक्षा पाच-सहा पटीने वाढते. अर्थातच त्यामुळे हृदयाचा झटका येण्याचे प्रमाणही वाढते. प्रिझर्व्हेंटीव्हज (Preservatives) असणारे सॉस-जॅम-जेलीसारखे पदार्थ नेहमी खाणाऱ्या लोकांनी दीर्घ उपवास केल्यास चरबीत विरघळलेली ही विषार (Fat Soluble Toxins) अल्प विष-सेवनाने दिसणारी लक्षणे शरीरावर उत्पन्न करू शकतात. कारण ही विषारे चरबीबरोबर रक्तात येतात. त्यामुळे स्थूल लोकांनी प्रक्रियायुक्त अन्नपदार्थ (Processed Food) खाणे टाळावे. उलट मागे नमूद केल्याप्रमाणे चोथायुक्त अन्नापदार्थ भरपूर खावेत. चोथायुक्त अन्नपदार्थ-सेवनाने यकृतामध्ये मेदाचे बाईल सॉल्टमध्ये (Bile salt) रूपांतर होऊन ही विषारे शरीराबाहेर निघून जातात.

उपवास (Starvation) करण्याचे तोटे

उपवासाने यकृत आणि स्नायूंमधील ग्लायकोजेनचे (Glycogen) प्रमाण कमी होते. शरीरातील पाण्याचे प्रमाण कमी होते. उतींमधील प्रथिने, तसेच स्नायू आणि विविध अवयवांमधील प्रथिनांची चयापचय क्रिया विस्कळीत होते. थोडेफार वजन जरी कमी झाले, तरी कमी झालेले वजन हे थोड्या प्रमाणात कमी झालेल्या मेदाने, तर अति प्रमाणात कमी झालेल्या पिष्टमय पदार्थ (Carbohydrates), प्रथिने (Proteins) आणि पाणी (Water) यामुळे होते.

उपवासामुळे विविध कुपोषणजन्य लक्षणे शरीरामध्ये दिसतात (Nutritional Deficiency). शरीरातील चयापचय क्रिया मंदावतात (Sluggish Metabolic Rate), शरीराला आवश्यक असणारे क्षार, पिष्टमय पदार्थ, प्रथिने, पाणी यांचीही कमी निर्माण झाल्याने शरीराची झीज होते. उपवास करण्याच्या व्यक्तीला अस्वस्थपणा, अशक्तपणा, शरीरातील पाणी कमी होणे (Dehydration), रक्ताल्पता (Anemia),

रक्ताम्लता (Ketosis) अशा भयंकर लक्षणांचाही सामना करावा लागतो.

निष्कर्ष – स्थूल व्यक्तीने उपवासाने वजन कमी करण्यापेक्षा पोषणाच्या दृष्टीने संतुलित आहार घ्यावा. मात्र आहार घेताना, त्याची निवड करताना तो आहार मेद वाढविणारा नसावा. शरीराला पोषक मात्र असावा.

आयुर्वेदिक दृष्टिकोन – उपवासाने वात दोषाचा प्रकोप होतो व हा वाढलेला वात स्रोतसांचा अवरोध वाढवतो व भविष्यात वजन अजून जास्त वाढण्यास हातभार लागतो.

स्थूलता आणि पाणी

आयुर्वेदशास्त्रात असे सांगितले आहे की, ज्यांना वजन कमी करायचे आहे, त्यांनी जेवणाआधी पाणी प्यावे. ज्यांना वजन आहे तेवढेच ठेवायचे आहे, त्यांनी जेवतांना घोट-घोट पाणी प्यावे, तर ज्यांना वजन वाढवायचे आहे, त्यांनी जेवणानंतर पाणी प्यावे. त्या पाण्याचे प्रमाण म्हणजे आपण जसे तहान लागल्यावर फुलपात्रभर पाणी पितो तसेच असावे. कारण अत्यंबुपान म्हणजे अति पाणी पिणे तसेच थंड पाणी (विशेषत: फ्रिजमधील) पिणे हा वजन वाढण्याचा हेतू (Cause) सांगितला आहे.

अलीकडे भरपूर पाणी प्या, म्हणजे आरोग्य चांगले राहील हे आपल्या मनावर इतके बिंबवले गेले आहे की, रोज सकाळी शौचास साफ होते म्हणून दोन-तीन तांबे पाणी पिणारे कित्येक महाभाग आढळतात. आपण पाणी किती पितो त्यापेक्षा आहारात चोथायुक्त पदार्थ किती खातो यावर पोट साफ होणे / न होणे अवलंबून असते. कारण आहारात जर चोथायुक्त पदार्थ (Fibres) नसतील, तर दोन-तीन तांबे पाणी पिऊनही ते मोठ्या आतड्यात धरून न ठेवले जाता लघवीवाटेच बाहेर पडेल आणि उगाच किडनीवर कारण नसतांना ताण पडेल. थोडक्यात, तहान लागल्यावरच पाणी प्या. पाण्याचे अति सेवन टाळा. पाणी कोमट करून, कोमट असतानाच प्यायल्यास हलके होते आणि वजन कमी करण्यासही हातभार लावते. निदान फ्रिजमधील पाणी पिणे तरी टाळावे.

मेदाच्या पचनासाठी पाणी आवश्यक असते. त्यामुळे वजन वाढले की, तहान वाढते आणि वजन कमी झाले की, तहानही कमी होते.

कॅलरीनामा

सध्या कॅलरीज बघून अन्नपदार्थ सेवन करण्याचे फॅड आले आहे. आम्ही कॅलरी कॉन्शस (Calorie Concious) आहोत, असे काही लोक अभिमानाने सांगतात. काही हरकत नाही. अशा लोकांना आम्हाला हे सांगायचे आहे की, प्रत्येक व्यक्तीची पचनशक्ती वेगवेगळी असते. त्यामुळे आपण आपल्या म्हणण्याप्रमाणे कितीही योग्य कॅलरीजचा आहार घेतलात, तरी तो आपल्याला पचतोय का? आहार शास्त्रामध्ये कॅलरीजचा विचार करणे हा एक भाग झाला; परंतु त्याबरोबरच आहार सेवन करणाऱ्या व्यक्तीच्या अग्नीचा (पचनशक्ती) विचार करणेही आवश्यक आहे.

प्रथम कॅलरी म्हणजे काय ते बघू या. १ कॅलरी म्हणजे १ किलोग्रॅम पाण्याचे तापमान १ सेंटीग्रेडने वाढवण्यासाठी लागणारी उष्णता होय.

बऱ्याच पुस्तकांमध्ये वजन कमी करण्यासाठी इतके ग्रॅम गहू रोज खा, इतके ग्रॅम पालक रोज खा, यातून शरीराला अमुक कॅलरीज मिळतील असे लिहिलेले असते. गंमत म्हणजे आपण नुसता कच्चा पालक खातो का? त्याची पातळ भाजी केली की, त्याला थोडे डाळीचे पीठ लावतो. त्यात हळद, हिंग, मिरची, शेंगदाणे, डाळ आणि तेलही वापरतो. मग या तयार पालकाच्या पातळ भाजीच्या कॅलरीज कोणी मोजल्या आहेत का? आणि समजा मोजल्याच, तर शरीरात या भाजीचा किती भाग पचला हे कोणी सांगू शकेल?

भेंडीत अमुक कॅलरीज, पालक-कोबी-मटारमध्ये तमुक कॅलरीज असे चार्ट दिलेले असतात; पण हा विचारच केला जात नाही की, त्यातले पचले किती? शोषले (Absorb) किती गेले? आपल्या जठराग्निने त्यातील किती भागाचे आहाररसात रूपांतरण केले? त्यामुळे लो कॅलरी फूडच्या (Low Caloric Food) जाहिराती म्हणजे एक दिशाभूल होऊ शकते.

कॅलरी मोजल्या जातात त्या पूर्ण वस्तूच्या! उदा. मटारमध्ये इतक्या कॅलरीज

आहेत; पण त्या कॅलरीज मटारच्या वरील आवरणासकट मोजलेल्या असतात. त्यालाच सेल्युलोज (Cellulose) म्हणतात. आपल्या शरीरातील पाचक रस या सेल्युलोजला पचवू शकत नाही, तर मोठ्या आतड्यात आल्यावर तेथील जीवाणूंची (Bacteria) त्यावर प्रक्रिया होऊन या सेल्युलोजचे विघटन होते.

वनस्पतींचे बाह्य आवरण म्हणजे सेल्युलोज हे प्राण्यांच्या बाह्य आवरण इलॅस्टिनपेक्षा (Elastin) जास्त चिवट असते. थोडक्यात, वनस्पतीपासून मिळणाऱ्या आहारात चोथ्याचे (Fibre) प्रमाण जास्त असते. म्हणून मांसाहार सेवन करणाऱ्यांनी त्याबरोबर जास्तीत जास्त भाज्या खाल्ल्या पाहिजेत. नाहीतर शाकाहारी लोकांपेक्षा त्यांचे वजन झपाट्याने वाढते.

भाज्या आणि फळांमधून मिळणाऱ्या नैसर्गिक साखरेने रक्तात ग्लुकोजचे प्रमाण एकदम वाढत नाही आणि इन्सुलिनची पातळीही उंचावत नाही. या पदार्थांमध्ये चोथा जास्त असल्याने पिठूळ पदार्थांचे शोषण होण्याची गती मंदावते. म्हणूनच भाज्या व फळे हे भूकशामक पदार्थ आहेत, असे म्हटल्यास वावगे ठरणार नाही.

काही खाद्य पदार्थांवर आजकाल कॅलरी:फायबर असे प्रमाण (Ratio) दिलेले असते. म्हणजे मटारचे फायबर जाऊन मधल्या भागातून किती कॅलरीज मिळतील, व त्यानुसार त्याचे सेवन किती करावे हे ठरविता येते; पण येथेही पुन्हा तोच मुद्दा आला की, त्यातले शरीराने पचविले किती?

आपण १०० ग्रॅम संत्र खाल्ले आणि १०० ग्रॅम संत्र्याचा ज्यूस घेतला, तर संत्र्याच्या ज्यूसमध्ये नक्कीच जास्त कॅलरीज असतात कारण आख्खे संत्र खाल्ल्यास त्यातील चोथ्याच्या (Fibres) वजनामुळे कमी कॅलरीज मिळतील.

थोडक्यात, खाद्यपदार्थांवरील कॅलरीज मोजण्यापेक्षा व त्यानुसार आहार-नियोजन करण्यापेक्षा सरसकट विशिष्ट पदार्थ खा, कमी खा किंवा अजिबात खाऊ नका असे सुचविले गेल्यास लवकर समजते आणि त्याची अंमलबजावणीसुद्धा केली जाते. उदा. भाजी बनवताना त्यात कोरडे खोबरे अजिबात टाकू नका. ओले खोबरे थोडेफार चालेल आणि साल न काढलेल्या शेंगदाण्याचे कूट चालेल, असे सांगितल्यास त्याची अंमलबजावणी करणे सोपे जाते.

कधीकधी वजन वाढले म्हणून जेवणातले तेल-तूप पूर्णपणे वर्ज्य केले जाते. शरीरात साठलेली चरबी ऊर्जा स्वरूपात वापरली जाण्यासाठी इसेन्शिअल फॅटी ॲसिड्स (Essential Fatty Acids) आवश्यक असतात. म्हणूनच आहारात तेलाचा वापर कमीत कमी करावा. मात्र दिवसभरातून १ ते २ चमचे गाईचे तूप पोटात गेले पाहिजे.

वजन कमी करण्याचे शास्त्र

आयुर्वेद शास्त्रामध्ये स्थूलतेविषयी अत्यंत सखोल व शास्त्रीय मीमांसा आढळते. स्थूलतेची कारणे (हेतू), संप्राप्ती (Pathology) आणि चिकित्सा (Treatment) या विषयी चरक, वाग्भट, चक्रदत्त इ. अनेक प्राचीन वैद्यक तज्ज्ञांनी आपले विचार विस्ताराने मांडले आहेत. आधुनिक काळातसुद्धा त्यांनी मांडलेले विचार लागू पडतात. शरीराच्या संतर्पणाने (योग्य पोषणाने) शरीरातील सप्तधातूंचा उपचय प्राकृत रितीने होतो आणि सप्तधातू, त्रिदोष आणि अग्नी यांच्या संतुलनाने शरीर आरोग्यसंपन्न राहते. 'त्रिदोष संकल्पना' आणि 'अग्निविचार' ही आयुर्वेद शास्त्राची खास वैशिष्ट्ये आहेत. कारण यांच्या असंतुलनाने शरीरामध्ये विकृती निर्माण होतात. हे संतुलन कायम राहण्यासाठी आयुर्वेदाने 'दिनचर्या', 'ऋतुचर्या' वर्णन केली आहे. मनुष्याने रोजच्या जीवनात वागावे कसे? मनुष्याचा आहार, मनुष्याचे आचरण या विषयी आयुर्वेद शास्त्रात सविस्तर विवेचन आढळते. आहार आणि आचरणाबरोबरच संतुलित मन असणे आवश्यक आहे.

स्थूलतेबाबत सांगताना योग्य आहार, योग्य आचार, योग्य विचार आणि योग्य व्यायाम या विषयीची गरज सांगितली गेली आहे. त्रिदोष, सप्तधातू, अग्नी यांची प्राकृतता या चार गोष्टींवर अवलंबून आहे. विशेषत: आवृत्त वात आणि धात्वग्निमांद्य ह्या विकृती वर नमूद केलेल्या चार गोष्टींच्या अयोग्य आचरणामुळे घडून येतात. यामुळेच शरीरामध्ये हळूहळू मेदसंचिती होऊन 'स्थूलता' हा एक विकार म्हणून शरीराला वेढा घालतो. म्हणूनच योग्य आहार, आचार, विचार, व्यायाम याला आयुर्वेदाने सर्वोच्च स्थान दिले आहे.

स्थूलतेच्या रुग्णास अपतर्पण करणारा आहार-औषधी, आचरण-व्यायाम आयुर्वेदाने सुचविला आहे. मात्र हे करताना शरीरातील इतर धातूंच्या (रक्त वगैरे) पोषणाला बाधा येऊ नये यासाठी काही विशिष्ट औषधी योजनासुद्धा आयुर्वेदाने सांगितली आहे.

थोडक्यात, वजन कमी करताना शरीराला त्रास न होता फक्त अतिरिक्त मेदसंचिती कमी व्हावी यासाठी आयुर्वेद शास्त्रात आहार-औषधे-व्यायाम सांगितले गेले आहेत.

प्राचीन ग्रंथांमध्ये सांगितल्या गेलेल्या या गोष्टींचा योग्य अर्थ लावून आपण यातील आहार-औषधे-व्यायाम या गोष्टी पाळल्यास आजही आपण त्याचा फायदा करून घेऊ शकतो.

आधुनिक शास्त्रामध्ये वजन नियंत्रित करण्याची प्रक्रिया (Mechanism of Weight Control) ही ऊर्जा आणि उष्मांकाच्या गणितानुसार सांगितली गेली आहे.

जेव्हा आपण आपल्या शरीराला रोज आवश्यक असणाऱ्या कॅलरीजपेक्षा जास्त कॅलरीज घेतो (अतिरिक्त खातो) तेव्हा ती अतिरिक्त ऊर्जा आपल्या शरीरात मेदस्वरूपात साठविली जाते. आपल्याला आवश्यक असणाऱ्या कॅलरीजपेक्षा कमी कॅलरीज असलेला आहार आपण घेतो तेव्हा शरीरातील ही ऊर्जेची तूट भरून काढण्यासाठी शरीरात मेद स्वरूपात साठवलेली ऊर्जा वापरली जाते. आपण जेव्हा आपणाला आवश्यक असणाऱ्या कॅलरीजनुसारच खातो तेव्हा आपले वजन आहे तेवढेच राहते. आवश्यकतेपेक्षा अधिक कॅलरीज पोटात गेल्यास वजन वाढते, तर आवश्यकतेपेक्षा कमी कॅलरीज पोटात गेल्यास शरीरातील मेद 'ऊर्जा' स्वरूपात वापरला जाऊन वजन कमी होण्यास मदत होते.

आहारशास्त्राप्रमाणे आपले वजन एक किलोने वाढण्यास साधारणपणे नऊ हजार कॅलरीज आवश्यक असतात, तर वजन एक किलोने घटविण्यास सात हजार कॅलरीज आवश्यक असतात.

अर्थात कॅलरीनामा प्रकरणामध्ये लिहिल्याप्रमाणे कॅलरीजनुसार आहार सेवन करणे हे त्रासदायक तर आहेच, पण बरेच लोक कॅलरीजचे प्रत्येक पदार्थमधील मोजमाप करून कंटाळून जातात.

म्हणूनच आयुर्वेदशास्त्रामध्ये शरीराचे वजन कमी करताना कॅलरीजनुसार जरी आहार-मार्गदर्शन नसले, तरी सरसकट 'हे खा', 'हे थोडे चालेल', तर 'हे अजिबात खाऊ नका' असे स्पष्टपणे सांगितलेले आहे. हेच व्यवहार्य वाटते कारण हे सहज अनुसरणे शक्य होते.

आयुर्वेदाने स्थूल व्यक्तीला स्थूलतेपासून मुक्ती मिळण्यासाठी, वजन कमी करण्यासाठी योग्य पोषकांश असलेला आहार, योग्य व्यायाम आणि योग्य औषधे ही त्रिसूत्री सांगितली आहे.

केवळ आहाराने किंवा केवळ औषधांनी किंवा केवळ व्यायामाने वजन नियंत्रित होत नाही. कदाचित यापैकी एका गोष्टीच्या वापराने अल्प काळासाठी वजन कमी होतही असेल, पण त्यात सातत्य राहणे आवश्यक आहे. नुसते वजन कमी करून

उपयोग नाही, तर कमी झालेले वजन आहे त्या स्थितीत कायम राहणे आवश्यक असते. म्हणून केवळ आहार, केवळ औषधे अथवा केवळ व्यायाम या गोष्टींनी स्थूलतेवर विजय मिळवणे अवघड असते.

आहार-औषधे-व्यायाम ही त्रिसूत्री आपणास स्थूलतेवर विजय मिळविण्यास साहाय्यभूत ठरते.

■

मानसिक ताणतणाव आणि स्थूलता

स्थूलता आणि मानसिक ताणतणाव हे आधुनिक जीवनशैलीचे परिणाम आहेत, असे मानले जाते.

धावपळीचे जीवनमान, नोकरी-व्यवसाय-धंदा यांमधील असुरक्षितता, कामाच्या ठिकाणी निर्माण होणारे ताणतणाव, राक्षसी महत्त्वाकांक्षा, लवकर श्रीमंत होण्याची लालसा आणि कामाच्या ठिकाणी अपेक्षित असणारे अवास्तव उत्तरदायित्व या सगळ्यांचा परिणाम नकारात्मकच असतो. स्थूलता, मानसिक ताणामुळे होणारा मनाचा क्षोभ (Depression), उच्च रक्तदाब, हृदयाचे विविध विकार, मेंदूचे विकार, मधुमेह, कॅन्सर ही सगळी आपल्या जीवनशैलीचीच वाईट फळे आहेत. त्यातही अतिरिक्त मानसिक ताणामुळे (Stress) वरील सर्व विकार अधिकच बळावतात आणि मानसिक ताणतणावांना हातभारच लागतो.

मानसिक ताणतणावांमुळे अस्वस्थता, आळशीपणा, स्नायूंची अकार्यक्षमता व दौर्बल्य, शरीर व मन थकून जाणे या गोष्टी नित्य घडत असतात. या सगळ्याचा परिणाम हळूहळू आपल्या शरीरावर व्याधीच्या रूपाने होतच असतो.

मानसिक ताणतणावांचे व्यवस्थापन (Stress Management) ही आधुनिक काळाची गरज मानली गेली आहे.

आयुर्वेद व योगशास्त्रानेही शरीराबरोबरच मनाच्या प्रसन्नत्वाला समान महत्त्व दिले आहे.

मानसिक ताणतणाव आणि स्थूलतेचा अत्यंत जवळचा संबंध आहे. स्थूलतेमुळे मानसिकतेत नकारात्मक बदल होऊ शकतात. तसेच मानसिक ताणतणावांमुळे स्थूलतेमध्ये भर पडत जाते, हे संशोधनाने सिद्ध झाले आहे. संतुलित मन शरीराला आरोग्याकडे नेते यात शंकाच नाही.

मानसिक ताणतणाव टाळण्याचे उपाय –

◆ संतुलित आणि पोषकांशाने समृद्ध असा आहार घ्या. तृणधान्ये, कडधान्ये, ताजी फळे व पालेभाज्या यांचा आहारात यथायोग्य वापर करा.

◆ मद्यपान आणि धूम्रपान करणे टाळा.

◆ पुरेशी झोप घ्या.

◆ योग्य प्रकारचा व्यायाम नियमितपणे करा.

◆ आपले मन आनंदी राहील असेच वागा व कृती करा.

◆ राक्षसी महत्त्वाकांक्षा बाळगणे टाळा. अवास्तव अपेक्षा करू नका.

◆ काम, क्रोध, लोभ, मद, मोह, मत्सर या सहा शत्रूंपासून दूर राहा.

◆ योगशास्त्राचे पालन करा. यातील योगासने आणि प्राणायामांबरोबरच त्याही आधी सांगितलेल्या यम आणि नियमाच्या पालनाकडे लक्ष द्या.

◆ ओंकार, प्राणायाम, योगासने, ध्यान, योगनिद्रा या पद्धती तज्ज्ञांकडून शिकून घ्या.

◆ शक्य झाल्यास मानसोपचारतज्ज्ञांकडे जाऊन समुपदेशन (Counselling) करून घ्या.

स्थूलता – आयुर्वेद मीमांसा

What Ayurveda Says About Obesity

आयुर्वेदाने स्थूलतेसंदर्भात अनेक ग्रंथांत सविस्तर टिप्पणी केली आहे. अभ्यासकांच्या माहितीसाठी व संदर्भासाठी काही निवडक श्लोक व श्लोकांचा भावार्थ या ठिकाणी देत आहोत.

अचिन्तनाच्च कार्याणां ध्रुवं संतर्पणेन च ।

स्वप्नप्रसंगाच्च नरो वराह इव पुष्यति ।।

(चरक सूत्रस्थान अध्याय २१ वा)

कोणत्याही कार्यामध्ये निश्चिन्त राहणारे, कायम अति पौष्टिक आणि कफवर्धन करणारा आहार सेवन करणारे व तसाच विहार करणारे, तसेच सुखपूर्वक अधिक झोप घेणारे लोक डुकराप्रमाणे अति स्थूल होत जातात.

संतर्पयति य: स्निग्धैर्मधुरै:पिच्छिलै:।

नवान्नैर्नवद्यैश्च मांसैश्चाचानूपवारिजै:।।

गोरसैगौंडिकैश्चान्यै:पैष्टिकैश्चाचातिमात्रश:।

चेष्टाद्वेषी दिवास्वप्नशय्यासनसुखेरत:।

रोगास्तस्योपजायन्ते संतर्पण संतर्पणानिमित्तजा:।।

(चरक सूत्रस्थान अध्याय २३ वा)

जे लोक अति प्रमाणात स्निग्ध, मधुर, गुरू (जड), पिच्छिल (चिकट), नवीन अन्न (नवीन धान्य वगैरे), नवीन मद्य, आनुप व जलीय मांस, गोरस (दूध-तूप वगैरे), गौडिक (गुळापासून बनवलेले अन्न), पिष्ट (मैदा, तांदळाचे पीठ वगैरे) पदार्थांचे सेवन करतात, तसेच जे लोक याबरोबरच शारीरिक हालचालींचा द्वेष करतात. (व्यायामाचा अभाव), तसेच जे लोक दिवसा झोपतात आणि एकाच ठिकाणी आसनावर बसून राहतात अशा लोकांना संतर्पणाने (अति व अयोग्य

पोषणाने) होणारे व्याधी होतात.

प्रमेहपिडकाकोठकण्डुपाण्डुआमयज्वरा :।

कुष्ठान्यामप्रदोषाश्च मूत्रकृच्छ्रमरोचक: ।।

तन्द्रा क्लैब्यमतिस्थौल्यमालस्यं गुरुगात्रता ।।

इन्द्रियस्रोतसां लेपो बुद्धेर्मोह: प्रमीलक :।।

शोकाश्चैवंविधाश्चान्ये शीघ्रमप्रतिकुर्वत:।।

(चरक सूत्रस्थान अध्याय २३वा)

शरीराच्या अति व अयोग्य पोषणामुळे पुढील व्याधी आणि शरीरलक्षणे मनुष्यामध्ये निर्माण होऊ शकतात –

प्रमेह (मधुमेह), पिडका (फोड), कोठ (चकंदळे), कण्डू (खाज येणे), पाण्डुरोग (रक्ताल्पता), ज्वर, कुष्ठ (त्वचेचे विविध रोग), मूत्रकृच्छ (मुत्राचे विविध व्याधी), भोजनात अरुची, तंद्रा, नपुंसकता (वंध्यत्व), अति स्थूलता, अति आळशीपणा, शरीराचा जडपणा, बुद्धीभ्रम, सतत चिंतित असणे, सूज येणे.

व्यायामनित्यो जीर्णाशी यवगोधूमभोजन:।

संतर्पणकृतैर्दोषै:स्थौल्यं मुक्त्वा विमुच्यते।।

(चरक सूत्रस्थान अध्याय २३वा)

नियमित व्यायाम करणारे, आधीचे भोजन पूर्ण पचल्यानंतरच पुन्हा भोजन घेणारे, जव, गहू यांचा आहारात समावेश असणारे लोक स्थूलतेपासून मुक्ती मिळवतात, तसेच संतर्पणामुळे शरीरामध्ये निर्माण होणाऱ्या विविध दोषांपासूनही त्यांना मुक्ती मिळते.

कुसुम्भतैलमुष्णं च विपाके कटुकं गुरु।

विदाहि च विशेषेण सर्वदोषप्रकोपनम्।।

(चरक सूत्रस्थान अध्याय २७ वा)

कुसुम्भ म्हणजेच करडईचे तेल कटुविपाकी, उष्णावीर्य, गुरू, विदाही, व त्रिदोषांचा प्रकोप करणारे आहे. थोडक्यात, करडईचे तेल खाणे टाळावे.

तैलं न सेवयेद् धीमान् यस्य कस्य च यद्भवेत् ।

विषसाम्य गुणत्वाच्च योगे तन्न प्रयोजयेत् ।।

विषस्य तैलस्य न किञ्चिदन्तरम् ।

मृतस्य सुप्तस्य न किञ्चिदन्तरम् ।।

(राजनिघंटू)

वरील श्लोकात अति प्रमाणात तेल खाणे हे अयोग्य आहे या संदर्भात विवेचन करताना बुद्धिमान लोक कधीही तेलाचे अतिसेवन करीत नाहीत, असे सांगितले आहे, कारण तेलाचे अति सेवन हे विषसमान आहे.

याही पुढे जाऊन 'राजनिघंटू'कार म्हणतात की, विषात आणि तेलात फारसा फरक नाही, जसा मृत व्यक्तीमध्ये व मृतवत व्यक्तीमध्ये फारसा फरक नसतो.

थोडक्यात, तेलाचे अति सेवन केल्याने विषसमान परिणाम शरीरावर दिसतात, असे शास्त्राकारांना सांगायचे आहे.

गुर्वात्पर्णं चेष्टं स्थूलानां कर्शनं प्रति।

(चरक सूत्रस्थान अध्याय २१वा.)

प्रातर्मधुयुतं वारि सेवितं स्थौल्यनाशनम् ।

उष्णमन्नस्य मण्डश्च पिबन् कृशतनुर्भवेत् ।।

(चक्रदत्त)

अति स्थूल व्यक्तीला बारीक करण्यासाठी गुरू (जड), परंतु अपतर्पण (पोषण न करणारा) आहार व औषधे द्यावीत असे चिकित्सा तत्त्व आहे. सकाळी मध मिसळलेले पाणी पिण्याने स्थूलतेचा नाश होतो. गरम-गरम व ताजे अन्नपदार्थ खाणाऱ्या, तसेच भाताचे मंड पिणाऱ्या मनुष्याचे शरीर बारीक होते.

प्रशातिका प्रियंगुच श्यामाका यवका यवाः।

जूर्णाव्हाः कोद्रवा मुग्दाः कुलत्थाचक्रमुद्गकाः।।

आढकीनां च बीजानि पटोलामलकैः सह।

भोजनार्थं प्रयोज्यानि पानं चानु मधूदकम्।।

अरिष्टांचानुपानार्थे मेदोमांसकफापहम् ।

अतिस्थौल्यविनाशाय संविभज्य प्रयोजयेत् ।।

(चरक सूत्रस्थान अध्याय २१वा)

वरील श्लोकामध्ये अति स्थूल लोकांसाठी अपतर्पण करणाऱ्या आहार व औषधांविषयी मार्गदर्शन केलेले आहे.

प्रशातिका (लालसर तांदूळ), प्रियंगु (गहुला), श्यामाक, यवक, यव (क्षुद्रधान्ये), देवभात, हरीक, मूग, कुळीथ, ऋषीमूग, तुरीची डाळ हे सर्व परवर व आवळ्याबरोबर घ्यावे. जेवणापश्चात मध घातलेले सरबत प्यावे. मेद, मांस, कफनाशक अशा अरिष्टांचा प्रयोग करावा.

गवेधुकानां भृष्टानां कर्शनीया समाक्षिका ।

(चरक सूत्रस्थान अध्याय २रा)

गवेधुक धान्य म्हणजेच ज्वारी, बाजरी, मका वगैरे भाजून केलेली पातळ पेज मधाबरोबर दिल्याने शरीर कृश होण्यास मदत होते.

वजन कमी करण्यासाठीचा आहार

सकाळी	साय काढलेले दूध १ कप किंवा १ कप बिनसाखरेचा चहा
सकाळचा नाश्ता	भाज्यांचे सूप किंवा १ अंडे
दुपारचे जेवण	२ फुलके, १ वाटी वरण, १ वाटी भाजी, १ वाटी भात, १वाटी ताक याबरोबर पोटभर काकडी, टोमॅटो, गाजर, मुळा, कोबी, बीट इ.
संध्याकाळचा नाश्ता	संध्याकाळचा नाश्ता १ कप बिनसाखरेचा चहा किंवा १ कप बिनसारखेचे साय काढलेले दूध. भूक असल्यास १ वाटी लाह्यांचा चिवडा किंवा १ फळ चावून चावून खाणे.
रात्रीचे जेवण	२ फुलके किंवा १ भाकरी, १ वाटी वरण, १ वाटी भाजी, १/२ वाटी भात याबरोबर पोटभर काकडी, टोमॅटो, गाजर, मुळा, कोबी, बीट चावून चावून खावेत.

टीप - हाच आहार कमी झालेले वजन टिकविण्यासाठी उपयुक्त ठरतो.

आहारासंबंधी काही टिप्स

रात्रीचा आहार नेहमी हलका असावा. रात्री भरपूर जेवल्यास दिवसभर केलेल्या डाएटिंगचा (Dieting) काहीही उपयोग होणार नाही.

ज्यांना वजन कमी करायचे आहे त्यांनी केळ, सीताफळ, रामफळ, चिक्कू, सुका मेवा खाणे टाळावे.

फळांचे रस (ज्यूस) पिण्याऐवजी पूर्ण फळ चावून चावून खावे.

सूप तयार करताना त्याला घट्टपणा यावा यासाठी कॉर्नफ्लॉवर न वापरता मुगाच्या डाळीचे पीठ वापरावे.

सूप बनविताना त्याला तेलाऐवजी घरी बनविलेल्या (कढवलेल्या) साजूक तुपाची फोडणी द्यावी.

लाह्यांच्या चिवडा या प्रकारात पॉपकॉर्न, साळीच्या लाह्या, ज्वारीच्या लाह्या, गव्हाच्या लाह्या (खारे गहू) मोडतात. हे प्रकार बनविताना तेल कमीत कमी वापरावे. त्यात कोरडे खोबरे टाकू नये. डाळे व शेंगदाणे टाकावेत.

आहारात करडई तेल, खोबऱ्याचे तेल व वनस्पती तूप खाणे टाळावे. मोहरीचे तेल, शेंगदाणा तेल किंवा सोयाबीनचे तेल स्वयंपाकात वापरावे.

रस्साभाजी बनविताना त्यात कोरडे खोबरे, शेंगदाण्याचे कूट न वापरता ग्रेवी म्हणून कांदा - टोमॅटो पेस्ट वापरावी. तसेच पातळ भाजीला घट्टपणा येण्यासाठी बेसन पीठाऐवजी ज्वारी किंवा मुगाचे पीठ वापरावे.

आहारात हरबरा डाळ व उडीद डाळ खाणे टाळावे. हिरवे मूग हे सर्वांत उत्तम. तूरडाळ व मसूरडाळ अल्पप्रमाणात असावी.

२ फुलक्यांबरोबर १ वाटी कोरडी भाजी किंवा २ वाट्या पातळ भाजी खावी.

जेवताना वरून मीठ घेणे टाळावे. सॅलडवर तसेच ताकात मीठ टाकू नये.

चटणी प्रकारांमध्ये खोबऱ्याची, तिळाची, शेंगदाण्याची चटणी कमी खावी,

तर खुरसनी (कारळं) किंवा जवसाची चटणी खाण्यास हरकत नाही.

विशेषत: गहू व तांदूळ खरेदी करताना ते नवीन धान्य नसल्याची खात्री करावी. शेतात पिकल्यानंतर गहू व तांदूळ सुमारे सहा ते आठ महिन्यांनी खावेत. जास्त पॉलिश केलेला तांदूळ खाणे टाळावे.

अन्न शिजवताना व जेवताना स्टील, लोखंड, तांबे या धातूंची भांडी वापरावीत. ॲल्युमिनियम, हिंडालियम, प्लॅस्टिकची भांडी वापरणे टाळावे.

मांसाहारी लोकांनी चिकन व मटणाऐवजी अंडी व मासे खावेत.

हॉटेलमध्ये अथवा बाहेर जेवायला गेल्यास काय खावे?

- वेगवेगळ्या प्रकाराची सूप हॉटेलमध्ये उपलब्ध असतात. आपणास आवडेल ते सूप पोटभर प्या.
- सूपबरोबर सॅलडही भरपूर प्रमाणात खा.
- पनीर, चीज, बटर आणि अति तेलकट असणाऱ्या भाज्या मागवणे टाळा.
- मैद्याची रोटी खाणे टाळा. त्याऐवजी गव्हाची पोळी किंवा ज्वारीची भाकरी खा.
- स्नॅक्स प्रकारांमध्ये पावभाजी, मसाला डोसाऐवजी इडली सांबार खा.
- आइसक्रीम, ज्यूस, मिल्कशेक, थिक शेक हे पदार्थ खाणे टाळा. त्याऐवजी फ्रूट डीश मागवा.
- सॉफ्ट ड्रिंक्स टाळा. त्याऐवजी सरबते प्या.
- मांसाहारी लोकांनी चिकन, मटणाऐवजी अंडी, मासे खावे.

लग्नकार्य / सणसमारंभ साजरे करताना काय खावे?

- मिठाई, इतर गोड पदार्थ, तळलेले पदार्थ खाणे टाळा.
- उभे राहून जेवण्याऐवजी एका जागी बसून सावकाश जेवा.
- वरण, भात, भाजी, पोळी, कोशिंबीर, सॅलड, सूप, ताक हे पदार्थ खा.
- कचोरी, समोसा, बटाटा वडा, स्वीट डीश ताटात घेऊच नका.
- पुरीऐवजी फुलका अथवा पोळीच खा.

धार्मिक उपवासाच्या दिवशी काय खावं?

- साबुदाण्याची खिचडी, बटाट्याचा चिवडा, उपवासाचे पापड, मिठाई, गोड पदार्थ अजिबात खाऊ नका.

◆ भगर (वरई), राजगिऱ्याचे पदार्थ उदा. राजगिऱ्याच्या पिठाची भाकरी वगैरे, सर्व फळे व उपवासाला चालणाऱ्या भाज्या भरपूर खा. सुरणाचे पदार्थ खा.

◆ पदार्थ बनविताना शेंगदाणे कूट, कोरडे खोबरे व तेल कमीत कमी वापरा.

◆ बिनसारखेचे दूध, ताजे ताक, कमी गोड असलेली सरबते सेवन करा.

◆ शिंगाडे, रताळे, बटाटे यांचा वापर कमीत कमी करा.

लक्षात ठेवा

अजिबात खाऊ नका	कमीत कमी खा
खोबरेल तेल करडई तेल वनस्पती तूप डबाबंद प्रक्रियायुक्त अन्नपदार्थ जाम, जेली, सॉस रेडीमिक्स भाज्या मद्यपान, धूम्रपान शीतपेये	साखर, गूळ, तेलकट, तुपकट लोणी, चीज, मार्गरीन गोड पदार्थ पाव व बेकरीचे इतर पदार्थ कोरडे खोबरे
थोडेफार चालेल	**भरपूर खा**
ओले खोबरे शेंगदाणा तीळ उडीद डाळ चना डाळ ज्वारी बाजरी भात	सर्व फळभाज्या व पालेभाज्या केळी, आंबा, चिक्कू सोडून बाकी सर्व फळे गहू, हिरवे मूग, जव, यव, मसूर डाळ, तूर डाळ सर्व प्रकारच्या लाह्या.

आहारातील 'लेसिथिन'ची उपयुक्तता

लेसिथिन हा आपल्या शरीरातील 'मेदसदृश' घटक असला, तरी तो रक्तवाहिन्यांमध्ये 'वंगण' म्हणून काम करतो.

खरे म्हणजे कोलेस्ट्रॉल वाढले, तरी मेदाचे थर रक्तवाहिन्यांवर जमू नयेत, अशी योजना निसर्गाने केली आहे. रक्तातील 'लेसिथिन' या घटकामुळे मेद रक्तवाहिन्यांच्या अंत:त्वचेला चिकटत नाही आणि रक्तवाहिन्याही आकुंचित पावत नाहीत; पण सध्याच्या बिनचोथ्याच्या पदार्थांमुळे 'लेसिथिन'चा अभाव निर्माण होतो. त्यामुळे ऑथरोस्क्लेरोसिससारखी (Atherosclerosis) गंभीर लक्षणे निर्माण होतात. त्याचप्रमाणे कोरोनरी हार्ट डिसीजचे (Coronary Heart Disease) प्रमाणही वाढते. लेसिथिनच्या अभावी इंधन म्हणून शरीरातील पेशी चरबी वापरू शकत नाही. त्यामुळे वजन वाढण्यास हातभार लागतो.

लेसिथिनयुक्त घटक – कोबी, फ्लॉवर, मटार, शेंगा, मसूर, सोयाबीन, मका, चवळी, तोंडली, सर्व शेंगावर्गीय भाज्या, अंडी, मासे.

वजन कमी करत असताना काय निवडावे?

कधीकधी आपणास आहारीय पदार्थांचे पर्याय उपलब्ध असतात. अशा वेळी स्थूल व्यक्तींनी काय निवडावे हे खालील तक्त्यात देत आहोत.

पिझ्झा बर्गर व्हेज सँडवीच✓	पुरी पोळी ✓ पराठा
इडली सांबर✓ वडा सांबर मसाला डोसा	पनीर /चीज असलेली भाजी बटाटे असलेली भाजी मिक्स व्हेज भाजी✓
पालक सूप✓ स्वीट कॉर्न सूप मंचाव सूप	कोथिंबीर व ओल्या खोबऱ्याची चटणी ✓ शेंगदाण्याची / सुक्या खोबऱ्याची चटणी तिळाची चटणी
पोह्यांचा चिवडा साबुदाणा / बटाटा चिवडा चुरमुरे / लाह्यांचा चिवडा✓	खारीक-खोबऱ्याचा लाडू बुंदीचा लाडू रव्याचा लाडू✓

जेवायला बसताना –

जेवायला शक्यतो एकटे बसा. सुरुवातीला ताटात फक्त अर्धी पोळी व भरपूर भाजी वाढून घ्या. प्रत्येक घास वीस-पंचवीस वेळा मोजून, चावून मग गिळा. परत

अर्धी पोळी ताटात वाढून घ्या. असे पोट भरेपर्यंत करा. थोडक्यात सांगायचे झाल्यास एकदम सगळे ताट वाढून घेऊ नका. विशेषत: बुफे, पार्टी यांमध्ये बरेचदा आपण सगळे ताट एकदम वाढून घेतो. ताटात घेतलेले अन्न टाकायचे नाही ही आपली संस्कृती असली, तरी जबरदस्तीने खाल्लेले हेच चार घास अतिरिक्त मेदसंचितीला कारणीभूत ठरतात, हे विसरू नका. घरातील गृहिणींच्या बाबतीत तर हे हमखास घडतेच. मुलाबाळांचे, पतीराजांचे जेवण होता होता किंवा त्यांना वाढता वाढता ही गृहिणी शेवटी जेवायला बसते. मग दोनच चमचे भात उरला, टाकला खाऊन, अर्धी वाटी आमटी उरली, टाकली संपवून असे होते.

स्वत:चे पोट भरले असताना केवळ अन्न वाया जाऊ नये म्हणून बऱ्याच गृहिणी, काही वेळा यजमानसुद्धा जबरदस्तीने चार घास पोटात ढकलतात. पोट भरले, तरी अन्न संपवायचे म्हणून जबरदस्तीने खाणारी अनेक कुटुंबे मी पाहिली आहेत. वरून काही लोकांचा टोमणाही असतो की, आपल्याला पोटभर खायला मिळते म्हणून माजू नका. माझे आजोबा म्हणायचे 'खाऊन माजा. टाकून माजू नका'. अर्थात त्यांनी केलेल्या कष्टांमुळे आणि खाल्लेल्या सकस अन्नामुळे खाल्ल्याचा माज त्यांच्या पोटावर कधी दिसला नाही. दुसरा टोमणा असा असतो की, एवढे महाग अन्न आणि टाकून द्यायचे? गरिबांना दोन वेळचे पोटभर खायला मिळत नाही वगैरे वगैरे. अहो, पण मला एक सांगा, तुम्ही खाऊन उरलेले त्यांच्यापर्यंत पोहोचवता का? तुम्हीच खाऊन खाऊन रोगांना आमंत्रण देणार आहात ना?

थोडक्यात, ताटात अगदी थोडे-थोडेच वाढून घ्या. प्रत्येक घास चावून खा. ताटातले संपल्यावर पुन्हा ताटात वाढून घ्या. असे पोट भरेपर्यंत करत राहा. तुम्ही चावून चावून खायला लागतात की, जर आधी तुमचे पोट तीन पोळ्यांनी भरत असेल, तर आता ते पोट भरल्याची संवेदना अडीच पोळ्या खाल्ल्यानंतरच होईल. तशी भावना झाल्यानंतर जेवण तिथेच थांबवा. उरलेले जबरदस्ती खाऊ नका. अगदी सुरुवातीला एकटे जेवायला बसून प्रत्येक घास वीस-पंचवीस वेळा चावून खाण्याची सवय तुम्हाला करावी लागेल. पंधरा-वीस दिवसांतच ही सवय तुमच्या अंगवळणी पडेल. मग तुम्ही अगदी पार्टीत गप्पा मारतसुद्धा अशा पद्धतीने जेवू शकता.

लक्षात ठेवा, चावून चावून खाताना पहिला घास गिळेपर्यंत पुढचा घास हातातच घेऊ नका. पुढचा घास हातात आहे याची संवेदना डोळे मेंदूला पोहोचवितात त्यामुळे तोंडातला घास पूर्णपणे न चावताच नकळत गिळला जातो व चावून चावून खाणे ही गोष्ट शरीराच्या अंगवळणी पडत नाही.

उदरभरण नोहे ....

पाच एक वर्षांपूर्वीची गोष्ट असेल, आम्ही मुंबईला एका लग्नाच्या रिसेप्शनसाठी गेलो होतो. विविध प्रकारचे खाद्यपदार्थ असलेले किमान दहा स्टॉल्स होते. यजमान सर्व पाहुण्यांना आग्रह करून जेवायला घालत होते. मीही त्यांच्याशी बोलत असताना विचार करत होते की, चायनीज, साऊथ इंडियन, चाट, पंजाबी, मराठी, गुजराथी, फास्ट फूड कुठल्यातरी स्टॉलकडे वळून खायला सुरुवात करावी. तेवढ्यात माझा मोठा मुलगा चिन्मय पळत आला. "आई... आई... तिकडे चल." त्याने अगदी ओढतच नेले. एका स्टॉलवर गुलाबजाम तळणे सुरू होते. चिन्मयने केलेले याचे वर्णन म्हणजे, ''अगं आई, याला व्हॅनिला गुलाबजाम म्हणतात. गुलाबजाम खाल्ला की, एकदम गरम गुलाबजामचा चटका जिभेला बसतो आणि लगेच आतले व्हॅनिला आइसक्रीम जिभेला थंडगारही करते. खाऊन बघ, एकदम भारी लागतेय.'' चिन्मय कौतुकाने सांगत होता. अर्थात, अशा चुकीच्या पद्धतीचे कॉम्बीनेशन्स असलेले अनेक आहारीय पदार्थ आपण पार्टीमध्येच नाही, तर घरीसुद्धा चवीने खात असतो.

अन्नाला यज्ञकर्म मानणारी आपली भारतीय संस्कृती ... यज्ञामध्ये चुकीची आहुती टाकलेली चालते का? नाही ना! तसेच आपल्या आहाराचे आहे. आपल्या पोटात असणाऱ्या अग्रीला चुकीची आहाररूपी आहुती दिली की, कधी ना कधी अनिष्ट लक्षणे शरीरात दिसतातच. 'विरुद्ध गुण' असलेले पदार्थ एकत्र करून खाऊ नयेत, असे आयुर्वेदशास्त्र मानते. विरुद्धाहार हा आयुर्वेदाने सर्वथा निषिद्ध मानला आहे. दूध+मीठ, दूध+आम्ल पदार्थ, गरम+थंडगार पदार्थ एकत्र करून खाणे ही काही उदाहरणे.

अगदी व्यवहारातले उदाहरण घ्यायचे, तर खूप अंधार आणि एकदम उजेड यांनी जसा डोळ्यांना त्रास होतो, तसाच त्रास विरुद्ध गुण असलेले पदार्थ एकत्र

करून खाल्ल्यास पोटाला होतो.

विरुद्धाहार सातत्याने पोटात गेल्यास 'स्रोतो वैगुण्य' होऊन विविध आजारांना निमंत्रण मिळते. आपणास आश्चर्य वाटेल, पण स्थूलतेबरोबर विरुद्धाहारामुळे अनेक त्वचाविकारही होतात.

सध्या आपण सगळेच हायब्रीड धान्य खातो. यात 'पिठुळपणा' जास्त आणि 'तंतुमय' पदार्थ कमी असतात. याबरोबरच धान्याचा कस कमी झाल्याने जीवनसत्त्वाचाही अभाव! यापेक्षा आणखी भयंकर प्रकार म्हणजे फळे-भाजीपाला पिकविण्यासाठी व टिकविण्यासाठी होणारा विविध रसायनांचा वापर! फळे-भाज्या ताज्या दिसाव्यात म्हणून त्यावर केमिकल्सची फवारणी किंवा अगदी कोटींगसुद्धा करतात म्हणे! हे सगळेच अनारोग्याकडे घेऊन जाणारे आहे.

आपल्याला जेथून पाणीपुरवठा होतो त्या नद्या, धरणे, झरे यांना भेटी देऊन बघा! आजूबाजूला बायका धुणीभांडी करत असतात आणि साबण, सोडा यांचा फेस सगळा पाण्यावर तरंगतांना दिसतो.

आपल्या घरातील वॉटर प्युरिफायरने पाणी शुद्ध होते, त्यातील व्हायरस बॅक्टेरिया मरतात; पण मलातरी अजून पाण्यातील सोडा व घातक केमिकल्स दूर करता येतील असा प्युरिफायर माहीत नाही.

फार पूर्वी म्हणजे आपल्या आजी-पणजीच्या काळात घरातील भांडी राखेने घासली जायची. राखेने भांडी स्वच्छ निघाली नाहीत, तरी फारतर राखेतील कोळसा थोडफार पोटात जात असेल. हळूहळू चुली गेल्या आणि स्वयंपाकाचा गॅस आला. राखेची जागा साबणाने घेतली. राखेपक्षा या साबणाचे अंश पोटात गेल्याने धोका नक्कीच जास्त असतो.

बाजारात मिळणारे शेव, फरसाण, फुलवडी, पापडी, फाफडा, इ. पदार्थ फुलविण्यासाठी त्यात खाण्याच्या सोड्याऐवजी धुण्याचा सोडा वापरतात, हे माझ्या एका केटरर असलेल्या पेशंटकडून नुकतेच कळले आणि धक्काच बसला.

सध्या ऑटो-इम्यून डिसिजचे (Auto Immune Disease) प्रमाण खूप वाढलेले आहे. आपल्या अनैसर्गिक आहार-विहाराचा या ऑटो-इम्यून डिसिजशी काही संबंध आहे का, याचा सखोल अभ्यास संशोधक सध्या करत आहेत.

आपल्या आजीला किमान सहा ते सात अपत्ये झाली. तिला कधी आयर्न सप्लीमेंट (Iron Suppliment) घ्यावे लागले का? सध्या तर आपण तिसऱ्या चौथ्या महिन्यापासूनच गर्भवतीला लोहाच्या गोळ्या सुरू करतो. याचे एक महत्त्वाचे कारण म्हणजे आपण घरातील लोखंड, पितळ, तांब्याची भांडी फेकून दिली आहेत.

सध्या आपण लोखंडी कढयांऐवजी फ्राय पॅन वापरतो. या फ्रायपॅनला जेव्हा आतून ओरखडा पडतो तेव्हा त्या कोटींगच्या आतील धातूचा अंश अन्नपदार्थामध्येही

उतरतो. अर्थात हे आरोग्यासाठी चांगले नाही. म्हणून स्वयंपाकासाठी शक्यतो लोखंडी, पितळी किंवा फारतर स्टेनलेस स्टीलची भांडी वापरावीत. अन्न वाढून घ्यायलाही शक्यतो स्टील, पितळ, तांबे किंवा चांदी इ. धातूंची भांडी वापरावी. सध्या तर काय आपण प्लॅस्टिकची भांडीसुद्धा वापरतो. मध्यंतरीच या विषयावरच्या एका संशोधनात असे समोर आलेय की, प्लॅस्टिकचे अंश वर्षानुवर्षे पोटात जाऊन थेट बीजकोशांवर वाईट परिणाम करतात आणि पुढच्या पिढ्यांवरसुद्धा हे परिणाम दिसत राहतात. अर्थात, हे संशोधन उंदरावर केले गेले असले, तरी प्लॅस्टिकचे परिणाम मनुष्य शरीरावरही 'अनिष्ट' होणारच हे नक्की!

उडपी रेस्टॉरंटमध्ये एका मोठ्या बिडाच्या लोखंडी तव्यावर एकाच वेळी पाच-सहा डोसे बनविणारा आचारी आपण पाहिला असेल. त्याला लागतो का हो फ्रायपॅन? त्याने बनवलेला डोसा-उत्तपा चविष्टच लागतो ना? तेव्हा आरोग्यासाठी चांगल्या असणाऱ्या लोखंडी भांड्यांचा स्वयंपाकासाठी जरूर वापर करा. लोखंडी तवा, लोखंडी कढई यांचे स्वयंपाकघरातील स्थान आपल्या आरोग्यासाठी चांगले आहे.

थोडक्यात, आपण जितक्या नैसर्गिक गोष्टी वापरू तितके आपले आरोग्य उत्तम राहील. त्या दृष्टीने प्रयत्न करायला हवेत!

चावून चावून खा

काही लोकांना जेवताना खूप भरभर जेवायची सवय असते. अशा लोकांमध्ये वजनवाढीची शक्यता जास्त असते. अन्नपदार्थ नीट न चावता घाईघाईने जेवणे, जेवणात वरचेवर पाणी पिणे, दातात कीड असणे, दाढा काढून टाकलेल्या असणे यामुळे चर्वणक्रिया व्यवस्थित होत नाही. आपल्या लाळ्येच्या P.H.चे प्रमाण ८ असते, तर पोटातील ॲसिडच्या P.H.चे प्रमाण ३ असते. अन्नपदार्थांचे चर्वण नीट न झाल्यास त्यात लाळ योग्य प्रमाणात न मिसळल्याने P.H.चा समतोल बिघडतो व त्यामुळे ॲसिडीटी वाढते.

पिष्टमय पदार्थांच्या पचनास लाळेनेच सुरुवात होते. त्यांचे ग्लुकोजमध्ये रूपांतर होऊन ते ग्लायकोजेनच्या स्वरूपात यकृतात साठवले जाते किंवा ऊर्जा-स्वरूपात वापरले जाते. अन्नपदार्थ चावून न खाता भरभर गिळल्यास या पिष्टमय पदार्थांचे रूपांतर चरबीत होऊन मेदाच्या स्वरूपात ते शरीरात साठविले जातात.

पाणीसुद्धा शरीराला पचवावे लागते, हे विसरू नये. आपण फ्रिजमधील पाणी अथवा थंड पाण्याची बाटली काढून ते पाणी घटाघटा प्यायल्यास त्यात लाळ मिसळेल का? त्यामुळे पाणीसुद्धा सावकाश, हळूहळू प्यावे. शक्यतो कोमट किंवा निदान सामान्य तापमानाचे पाणी प्यावे.

थोडक्यात, अन्नपदार्थ व पाणी यांचे सेवन घाईघाईने करणे टाळावे. अन्नाचा प्रत्येक घास निदान २०-२५ वेळा चावून चावून खावा. तसेच पाणी पिताना प्रत्येक घोट तोंडात थोडा वेळ धरून ठेवून मग गिळावा. याने लाळ नीट मिसळली गेल्याने P.H.चा समतोल होऊन अन्न व पाण्याचे पचन सुव्यवस्थित होते.

अन्नपदार्थ एका जागी शांतपणे व हळूहळू चावून खाल्ल्याने पोट भरल्याची भावना लवकर होते. तसेच अन्नाचे लाळेपासून पचन व्हायला सुरुवात होते. त्यामुळे आमनिर्मिती (अपचित अन्न) होत नाही.

स्थूल व्यक्तींना कुठल्याही प्रकारचे कष्ट नको असतात, तसेच त्यांना चावायचे

कष्टही नको असतात. भाजीपाल्यामध्ये व फळभाज्यांमध्ये चोथ्याचे प्रमाण जास्त असते. त्यामुळे भाज्या जास्त चावाव्या लागतात, परंतु स्थूल लोकांना हे नको असते. भाजी-पोळी खाण्यापेक्षा हे लोक वरण-पोळी खाणे पसंत करतात. कारण वरणात पोळी भिजल्याने ती कमी चावावी लागते. स्थूल व्यक्ती टणक पदार्थ किंवा खूप चावून खाव्या लागणाऱ्या गोष्टींचा कंटाळा करतात. उदाहरण द्यायचे झाल्यास, ज्यांना दोन्हीही आवडते अशा १० व्यक्तींना समजा आपण एका बशीत काजू व अक्रोड खायला दिले, तर त्यातील स्थूल व्यक्ती काजू खाणे अधिक पसंत करतात. त्यांना अक्रोड फोडून दिल्यास नक्की खातात, पण अक्रोड फोडून खाण्याचा यांना कंटाळा येतो. थोडक्यात, खाण्यासाठीसुद्धा कुठलेही कष्ट घेण्याची यांची मानसिकता नसते.

■

स्थूलता संशोधित औषधे

स्थूलतेचा अभ्यास आणि संशोधन करताना योग्य पथ्यपालनपूर्वक आहार, नियमित व्यायाम यांबरोबरच काही आयुर्वेदिक औषधे दिली असता स्थूलता निवारणासाठी त्यांचा उत्तम परिणाम दिसून येतो. ही औषधे वनस्पतींपासून संशोधित केलेली असून आरोग्यासाठी ती अत्यंत सुरक्षित आहेत.

औषधांविषयी सविस्तर माहिती व त्यांचे कार्मुकत्व या ठिकाणी देत आहे.

१. रजनी संशोधन वटी - स्थूलतेची चिकित्सा प्रत्यक्ष सुरू करण्यापूर्वी आपल्या शरीरातील विविध अवयव चिकित्सा-उपक्रमासाठी सक्षम व्हावेत यासाठी 'रजनी संशोधन वटी' काम करते. या औषधाने तीन ते चार जुलाब होऊ शकतात. प्रत्यक्ष स्थूलतेच्या चिकित्सेपूर्वी ते आवश्यक असते.

सेवनविधी -सुट्टीच्या दिवशी सकाळी अनशापोटी तीन गोळ्या कोमट पाण्याबरोबर घेणे. (Single Dose) दिवसभर कोमट पाणी पीत राहणे. भूक लागल्यानंतर तूप+भात+मुगाचे वरण सेवन करावे. त्या दिवशी इतर पदार्थ खाऊ नयेत.

२. स्वास्थ्यलोहरसायनम् - स्थूलता अथवा मेदोरोगामध्ये मेदधातू वगळता इतर सर्व धातूंचे कुपोषण झालेले असते. धातूंचे पोषण व्हावे, शरीराचे बल वाढावे यासाठी 'स्वास्थ्यलोहरसायनम्' काम करते.

सेवनविधी – सकाळी व संध्याकाळी १-१ चमचा औषध कोमट पाण्याबरोबर घ्यावे.

३. शिवामृतादी गुग्गुळ वटी – स्थूलतेच्या विकृतीमध्ये (संप्राप्ती) स्रोतसांचा अवरोध व धात्वग्निमांद्य झालेले असते. स्रोतसांचा अवरोध दूर करण्यासाठी व धातूंचे अग्नि प्रदीप्त करण्यासाठी 'शिवामृतादी गुग्गुळ वटी' काम करते.

सेवनविधी – सकाळ-संध्याकाळ १-१ गोळी जेवणानंतर कोमट पाण्याबरोबर घेणे.

४. शक्तूसौवर्चल चूर्ण – आमाचे पचन होण्यासाठी व जाठराग्नि प्रदीप्त

होण्यासाठी 'शक्तूसौवर्चल चूर्ण' काम करते.

सेवनविधी – सकाळच्या जेवणात ताज्या व आदमोच्या ताकाबरोबर १ चमचा औषध सेवन करणे. ताक उपलब्ध नसल्यास कोमट पाण्याबरोबर औषध घेणे.

५. शिलाजितादी सूर्या वटी – त्वचेखाली साठलेला मेदाचा थर कमी करण्यासाठी व अवयवांमध्ये आलेली शिथिलता कमी करण्यासाठी यातील औषधांचा उत्तम उपयोग होताना दिसतो.

सेवनविधी – सकाळ-संध्याकाळ जेवणापूर्वी १-१ गोळी कोमट पाण्याबरोबर घ्यावी.

६. पिंपळमुळादी वटी – विशेषत: पोटावर साठलेली चरबी कमी करण्यासाठी यातील औषधांचा उत्तम उपयोग होतो. प्रसूतीनंतर सुटलेले पोट, स्त्री-पुरुष दोघांमध्ये वाढलेला पोटाचा घेर यामध्ये यातील औषधे उत्तम काम करतात.

सेवनविधी – सकाळ-संध्याकाळ जेवणानंतर १-१ गोळी घरी बनवलेल्या ताज्या ताकाबरोबर घ्यावी.

७. स्वास्थ्यवर्धिनी वटी – हायब्रीड भाजीपाल्याचे सेवन आणि चोथायुक्त पदार्थांचे आहारातील नगण्य स्थान यामुळे पचनशक्ती मंदावते. आतड्यांवर चिवट व चिकट थर जमा होतो. त्यावर मलाचे थरावर थर चढतात आणि या थरांमधील भागात विषद्रव्ये (Toxins) तयार होतात. ही विषद्रव्ये काही प्रमाणात रक्तामध्ये शोषलीसुद्धा जातात. अशा प्रकारे आतड्यांवर थर तयार झाल्याने कृमी, तारुण्य-पिटीका, रक्ताल्पता, स्थूलतेसारखे विकार जडू लागतात.

स्वास्थ्यवर्धिनी वटी आतड्यांना चिकटलेले मलाचे घट्ट थर काढून टाकण्याचे महत्त्वपूर्ण काम करते. स्वास्थ्यवर्धिनी वटीमुळे स्त्रोतसांचा अवरोध दूर झाल्याने रसरक्तादी धातूंची निर्मिती उत्तम होते. थोडक्यात, आपण घेतलेल्या आहाराचे पचन योग्य पद्धतीने झाल्याने शरीरांचे योग्य पोषण होते.

सेवनविधी – सकाळी अनशापोटी २ गोळ्या कोमट पाण्याबरोबर घेणे.

८. फलत्रिकादी बस्तीतैलम् - स्थूलतेमध्ये कफदोषाबरोबरच वातदोषाचाही प्रकोप झालेला असतो. या वातदुष्टीस दूर करण्यासाठी ही 'बस्ती' घ्यावी. (हा एनिमाचा प्रकार आहे.)

विधी – बस्ती घेण्यापूर्वी दीड तास आधी जेवावे व तज्ञ व्यक्तीकडून बस्ती घ्यावी.

बस्तीचा पाऊच बस्ती घेण्यापूर्वी गरम पाण्यात ठेवावा. औषधी तेल कोमट करण्यासाठी हे करणे आवश्यक आहे. मात्र ते खूप गरम करू नये. तेल कोमट असावे; गरम नव्हे.

९. कर्षणाभ्यंग तैलम् – त्वचेखालील मेदसंचिती कमी होण्यासाठी या

तेलाच्या 'मसाज'चा उपयोग होतो.

विधी – आठवड्यातून किमान एकदा सर्वांगाला 'कर्षणाभ्यंग' तेलाने मसाज करावा. यानंतर २-३ बादल्या गरम पाण्याने स्नान करावे.

१०. चंदनादी जेल – या जेलच्या नियमित मसाजने त्वचेखालील रक्तपुरवठा सुरळीत होतो. मन प्रसन्न होते, उत्साह वाढतो, घाम येण्याचे प्रमाण व दुर्गंधी कमी होते.

विधी – चेहरा, मान, काख, मांड्या, ओटीपोट येथे अंघोळीपूर्वी जेलने मसाज करावा.

११. मृण्मयी उद्वर्तन – हे सुगंधी व लेखनीय उटणे त्वचेवर घासल्यास मेदोनाशक, कफहर, त्वचा निर्मळ करणे याकरिता उपयुक्त ठरते.

विधी – त्वचा तेलकट असल्यास नुसत्या उटण्याने अंगाला मसाज करावा. त्वचा कोरडी असल्यास उटणे तेलात मिसळून सर्वांगाला मसाज करावा.

टीप – स्थूलता, हृदयरोग, मधुमेह, मेटाबोलिक सिंड्रोम या सर्व विकारांवर वर नमूद केलेली सर्व औषधे अत्यंत उपयुक्त आहेत.

स्थूलता संशोधित औषधांच्या अधिक माहितीसाठी व मागणीसाठी ओबेसिटी हेल्पलाईन नंबर – ०९८२२७५८३३०शी संपर्क साधा.

लक्षात राहिलेले काही रुग्णानुभव

रुग्णानुभव – १

एक २९ वर्षांची महिला वजन कमी करण्यासाठी चिकित्सा घ्यायला आली होती. उंची पाच फूट एक इंच, वजन ८२ किलो.

एक तीन वर्षांची मुलगी. तिची त्वचा खूप रूक्ष व निस्तेज दिसत होती. तसेच डोळ्याखाली सूजही होती. म्हणून तिच्या थायरॉइड फंक्शन टेस्ट, लिपिड प्रोफाइल, सिरम प्रोटिन, हिमोग्लोबीन वगैरे तपासण्या करून घेतल्या. बाकी तपासण्या तर नॉर्मल होत्या, पण हिमोग्लोबीन मात्र फक्त ७.२ ग्रॅम होते.

तिला काही स्रोतसांचा अवरोध दूर करणाऱ्या आयुर्वेदिक औषधांबरोबरच लोहाच्या गोळ्या लिहून दिल्या. दोन महिन्यांनी परत बोलवले. ती परत आल्यावर वजन जरी २ किलो कमी झाले असले, तरी त्वचेचा निस्तेजपणा व डोळ्याखालील सूज अजून वाढली होती.

मी विचारात पडले, दोन महिने लोहाच्या गोळ्या घेऊनही हिचे हिमोग्लोबिन का वाढलेले नसावे? तिला हिमॅटोलॉजिस्टकडे (Haematologist) पाठवावे का? असा विचार करत होते व त्यांचा नंबर शोधत होते. शोधता शोधता तिला सहज विचारले, सगळी औषधे व्यवस्थित घेतली ना? तिचे उत्तर – मॅडम, तुम्ही जवळून दिलेली औषधे घेतली, पण लिहून दिलेल्या लोहाच्या गोळ्या आणल्याच नाहीत. मॅडम अहो, माझ्या मैत्रिणीने सांगितले, लोहाच्या गोळ्या खाऊन खूप भूक लागते, चेहरा काळा पडतो आणि वजनही वाढते. अहो, मी वजन कमी करण्याची ट्रीटमेंट घ्यायला आली आहे. तिच्या एवढ्या जबरदस्त ज्ञानाबद्दल (?) मला कौतुक वाटले.

पुढे ती सांगू लागली, ''मॅडम त्याऐवजी मैत्रिणीने मला एक नॅचरल प्रॉडक्ट दिले होते. अहो, त्या फॉरेनच्या कंपनीतच वनस्पती लावल्या जातात आणि तिथेच त्याचे अर्क काढून गोळ्या बनवल्या जातात. त्यांना डी-ऑक्सिडेंट (D-Oxidant)

म्हणतात. त्याने आपल्या शरीरातील प्रत्येक पेशी शुद्ध होते.''

त्या गोळ्यांची किंमत होती, ९९९ रु. आणि त्याने हिचे हिमोग्लोबीन वाढणार होते म्हणे!

लोकांना एवढ्या महागड्या गोळ्या डॉक्टरांच्या सल्ल्याशिवाय किंवा ज्यांना शरीरशास्त्राविषयी फारशी माहिती नसते अशांकडून घ्याव्या कशा वाटतात? हा मला नेहमी प्रश्न पडतो.

तिला थोडे रागावून, थोडे समजवून मी परत लोह (Iron) सुरू केले आणि एक महिन्याने तपासायला बोलावले.

रुग्णानुभव – २

तेवीस वर्षांची एक स्त्री रुग्ण तपासण्यांचे रिपोर्ट घेऊन क्लिनिकला आली होती. उंची पाच फूट तीन इंच, वजन ९२ किलो, चार वर्षांचा एक मुलगा.

सोनोग्राफीत गर्भाशयाला सूज (Bulky uterus, Bulky cervix), अंडाशयात गाठी (P.C.O.D.). इतक्या कमी वयात गर्भाशय काढून टाकण्याचा सल्ला मिळाला होता. यावर काही आयुर्वेदिक उपाय होईल का म्हणून रुग्ण आली होती.

तिचे वजन लग्नाआधी साठ किलो. लग्न फक्त एकोणिसाव्या वर्षी झालेले. मुलगा लगेच विसाव्या वर्षी झाला. मुलाच्या जन्मानंतर वजन ६७ किलो झाले.

तीन वर्षांपूर्वी मंदीमुळे अचानक नवऱ्याची नोकरी गेली. आर्थिक परिस्थिती खूपच खालावली, म्हणून त्यांनी नाश्त्याची गाडी लावण्याचा निर्णय घेतला आणि त्यातून चांगले उत्पन्नही सुरू झाले.

सध्या तिची दिनचर्या म्हणजे पहाटे तीन-साडेतीनला उठणे, पन्नास लोकांसाठी इडल्या, पराठ्याचे सारण, चटण्या, सांबार व डोश्यासाठी पीठ सात वाजेपर्यंत बनवून ठेवणे. सात वाजता दोन मदतनीस बायकांना हाताशी घेऊन ४-५ प्रकारचे पराठे, ५० प्लेट उपमा, ५० प्लेट पोहे बनवणे. दहा वाजेपर्यंत हे काम आटोपले की, पंचवीस लोकांसाठी डबे बनवणे. पोळ्या, भाजी बनवण्यासाठी दोन बायका कामाला असल्या, तरी जातीने लक्ष द्यावे लागते .

दुपारी एक वाजता मुलाला शाळेतून आणणे. घरकाम, त्याचा अभ्यास घेणे. या दरम्यान सकाळपासून ५-६ कप चहा घेणे. सतत पदार्थ बनवून त्यांची शिसारी आल्यामुळे जेवायची इच्छाच होत नाही. थेट दुपारी तीन साडेतीनला जेवण. पाच वाजेपर्यंत विश्रांती घेतल्यावर परत दुसऱ्या दिवशीसाठीचे वाटण, चटण्या, भाज्यांची तयारी. रात्री दहा वाजता घरकाम आटोपून झोपणे.

आधीच्या डॉक्टरांनी कमी जेवा व वजन कमी करण्याची औषधे घ्या. वजन ४-५ किलो कमी झाले की, पोटाचा घेर कमी होईल. मग ऑपरेशन करू असा सल्ला

देऊन पाठवले. त्यावर आयुर्वेदिक चिकित्सा घ्यायला रुग्ण माझ्याकडे आली होती. बाकी रक्त लघवी रिपोर्ट नॉर्मल होते.

मी दिलेली ट्रीटमेंट व आहार-मार्गदर्शन –

चंद्रप्रभावटी – सकाळ-संध्याकाळ जेवणाआधी; स्वास्थ्यवर्धिनी वटी – सकाळी अनशापोटी २ गोळ्या; शक्तु सौवर्चल चूर्ण, तसेच रक्त व मांसपाचक चूर्ण.

बलपुष्टी कल्प – सकाळ-संध्याकाळ दुधाबरोबर. स्नेहन स्वेदनाचा सल्ला दिला, पण वेळ नसल्याने तिने येण्यास नकार दिला.

तिच्या कष्टांच्या मानाने आहार खूपच कमी होता, म्हणून तिचा आहार वाढवला. पहाटे ४ वाजता जे ताजे, गरम करशील ते खाणे. सकाळी ८ वाजता एक पालेभाज्यांचा पराठा, दुपारी बारा वाजता १ पोळी, वाटीभर भाजी, थोडा वरणभात, संध्याकाळी सहा वाजता मुगाची सालासकट डाळ व तांदळाची खिचडी त्याबरोबर भाजी किंवा कढी, जेवणात दोन चमचे साजूक तूप. मध्ये एक किंवा दोन वेळा चहा.

व्यायाम सध्यातरी नको असे सांगितले. ब्रेड, बिस्कीट, खारी, शेव, फरसाण, पापड इ. पदार्थ पूर्ण बंद सांगितले.

एक महिन्याने रुग्ण आली तेव्हा तिचे वजन ११ किलोने कमी झाले होते.

रुग्णानुभव – ३

क्लिनिकमध्ये एकदा साधारण सारखीच उंची असलेल्या दोन मुली आल्या. एकीचे वजन ६० किलो, दुसरीचे ६२ किलो. त्यातली एक म्हणाली, ''मॅडम माझे वजन जयापेक्षा फक्त २ किलोने जास्त आहे, तरी मी एवढी जाड का दिसते? मध्यंतरी माझे वजन उपवास करून साठ किलो झाले होते, तरी मी जाडच दिसत होते.''

यावर मी उत्तरले, ''अगं, तिच्या स्नायूंचे वजन जास्त आहे आणि तुझ्या चरबीचे वजन जास्त आहे. आपल्या शरीरातील स्नायू जड असतात, त्या मानाने चरबी हलकी असते. जसे एक किलो रवा छोट्या पिशवीत मावतो, पण एक किलो मुरमुरे भरायला मोठी पिशवी लागते ना, तसेच तुझी ही चरबी कमी होऊन स्नायू बळकट करायला हवेत. त्यासाठी सी.डी. बघून व्यायाम कर आणि प्रोटीनयुक्त आहार घे. तुला औषधाची गरज नाही आणि झटपट वजन कमी करण्याचे कुठलेच उपाय करू नकोस. त्यामुळे भविष्यात अजून फुगशील. सहा-आठ महिन्यात तुझे स्नायू नक्की बळकट होतील. जमले तर ग्राउंडवर स्लो रनिंग (Slow Running) कर. पहिले २-४ दिवस अंग दुखेलच. पण लक्षात ठेव, नो पेन-नो गेन (No Pain - No Gain) नंतर हळूहळू मात्र व्यायामाची सवय होईल. So Best Luck!''

रुग्णानुभव – ४

चाळीस वर्षांचा आय टी कंपनीत नोकरी करणारा रुग्ण आला. वजन ७६ किलो, उंची पाच फूट सात इंच. त्याच्या तक्रारी म्हणजे अस्वस्थ वाटणे, अचानक घाम येणे, छातीत धडधडणे वगैरे. त्यांचे पोटही चांगलेच सुटले होते.

तपासण्यांमध्ये –

ब्लड प्रेशर १४०/९० mm of Hg

BSL (R) - २२० mg, Lipid Profile LDL↑, HDL↓

रुग्णाला वजन कमी करण्याची नितान्त गरज आहे असे सांगितले. त्यावर त्यांचे उत्तर, ''सर, मी बॉडी मास इंडेक्सनुसार ठीक आहे. मी तुम्हांला जाड वाटतो? अहो सुटलेले पोट हे संपन्नतेचे लक्षण आहे.''

मग मी त्यांना मेटाबोलिक सिन्ड्रोमविषयी सविस्तर माहिती दिली. सुटलेले पोट हे हृदयरोगाला आमंत्रण असते हेसुद्धा समजावले. त्रिफळा चूर्ण, शक्तुसौवर्चल चूर्ण, स्वास्थ्यवर्धिनी वटी, अमृता गुग्गुळ इ. औषधे सुरू केली. Abdomens, Cycling व सी.डी.त दाखल्याप्रमाणे व्यायाम प्रकार सांगितले.

रोज २-३ काजू चावून खायला लावले व आहारातील इतर पथ्ये सांगितली.

एक महिन्याने रुग्णाचे एचडीएल (गुड कोलेस्ट्रॉल) वाढलेले होते.

रुग्णानुभव – ५

साठ वर्षांच्या आठवले काकू आल्या. म्हणाल्या, ''अरे आशिष, तुला तर माहीतच आहे, पाच वर्षांपूर्वी माझे गर्भाशय काढले. त्यानंतर मी तुला भेटून गेले तेव्हाच तूच सांगितले होतेस, ''काकू, नियमित व्यायाम करा. रोज ४-५ किलोमीटर चाला आणि आहारातली पथ्येही पाळा, म्हणजे तुमच्या हाडांची झीज जास्त होणार नाही.''

''तू सांगितल्यानुसार मी रोज जॉगिंग पार्क मध्ये ४-५ किलोमीटर चालतेच. बाकी मी आणि तुझे काका हॉटेलचेच काय, पण बिस्कीटेही खात नाही. सगळे घरी बनवलेलेच असते. जेवणाच्या वेळाही पाळतो. तरी मागच्या वर्षभरात माझे वजन ३-४ किलो वाढले आहे. गुडघे दुखतात म्हणून हाडांच्या डॉक्टरांकडे कालच जाऊन आले. त्यांनी वेदनाशामक गोळ्या दिल्या आणि थोडे वजन कमी करा असा सल्ला देऊन तुझ्याकडे पाठवले.''

आपण केली तीच ती कृती शरीराला पुढे सवयीची होते आणि शरीराला अंगवळणी पडल्याने तोच तो व्यायामप्रकार सतत चालू ठेवल्यास वजन परत वाढू शकते. काकूंनी गेल्या ४-५ वर्षात त्यांच्या व्यायामात कुठलाच बदल केला नव्हता, त्यामुळे त्यांचे वजन परत वाढले होते. मी काकूंना काही व्यायामाचे नवे

प्रकार व त्याबरोबर थोडी योगासने, प्राणायाम करायला सांगितले व त्याबरोबर चालणेही आठवडयातून ४ वेळा सुरूच ठेवा असे सुचवले. पुढे महिनाभरातच काकूंना त्याचा चांगला उपयोग झाला. त्यांचे वजनही एक-दीड किलो कमी झाले.

मी नेहमीच वजन कमी करण्यासाठी ट्रीटमेंट घेणाऱ्या पेशंटना व्यायामात नेहमी थोडा थोडा बदल करत राहा असे सुचवतच असतो.

नेहमी विचारले जाणारे प्रश्न –

प्रश्न – ट्रीटमेंटने वजन किती दिवसांत कमी होते?

उत्तर – साधारण महिन्याला १ ते ४ किलो.

प्रश्न – व्यायाम किती दिवस करावा लागेल?

उत्तर – आरोग्यसंपन्न शरीर व मनासाठी जन्मभर करा.

प्रश्न – औषधे किती दिवस घ्यावी लागतील?

उत्तर – साधारणत: ३ ते ६ महिने.

प्रश्न – फक्त औषधे घेऊन वजन कमी होईल का?

उत्तर – नाही. कमी झाले तरी तात्पुरते होईल.

प्रश्न – आहारातील पथ्यपालनात एखाद्या वेळी अपथ्य झाले, तर काय करायचे?

उत्तर – शक्यतो मोहांना बळी पडूच नका, पण तसे झालेच तर खचू नका. चुका करणे हा मनुष्यस्वभाव आहे आणि झालेली चूक सुधारणे यात शहाणपणा आहे.

■

स्थूलता आणि व्यायाम

स्थूलतेवर मात करण्यासाठी आहारातील पथ्य, औषधे आणि योग्य व्यायाम ही त्रिसूत्री अत्यंत लाभदायक सिद्ध होते. या प्रकरणामध्ये आपण व्यायाम या विषयी चर्चा करू या.

अगदी पंधरा-वीस वर्षांपूर्वींपर्यंत व्यायाम फक्त खेळाडू आणि पैलवानांनीच करावा किंबहुना व्यायाम हा माझा विषय नाही कारण मी दिवसभर खूप काम करतो/ करते अशी धारणा समाजामध्ये दृढ होती. पुढे आलेले पोट म्हणजे सुखी माणसाचे लक्षण समजले जाई. तरुण वयात मुले व्यायाम करीत असत, पण पुढे व्यवसाय आणि लग्न, संसार यात गुरफटल्यावर व्यायाम हा विषय अडगळीत जाई. आधुनिक जीवनपद्धती आणि धकाधकीचे आयुष्य जगताना कमी वयातच हृदयविकार, मधुमेह, मनोविकार असे अनेक व्याधी मनुष्यासमोर उभे ठाकले. मग हळूहळू व्यायाम हा आपल्या दैनंदिन आयुष्याचा एक भाग असावा असे बहुसंख्य लोकांना वाटू लागले. यामध्ये इलेक्ट्रॉनिक प्रसारमाध्यमे, इंटरनेट, वृत्तपत्रे, नव-नवीन पुस्तके, व्यायामाचे शिक्षण आणि प्रसार करणाऱ्या व्यक्ती आणि संस्था या सगळ्यांचेच योगदान आहे.

वयाच्या पंचविशी-तिशीनंतर साधारणपणे प्रत्येक व्यक्तीला एक स्थैर्य प्राप्त होते. याच काळात ती व्यक्ती आपले ध्येय, उद्दिष्ट गाठण्यासाठी सतत काम करत असते. कौटुंबिक, प्रापंचिक, व्यावसायिक आणि वैयक्तिक उद्दिष्टे साध्य करताना बऱ्याच वेळा आपल्या शरीराकडे (आणि मनाकडेसुद्धा) जाणतेपणी / अजाणतेपणी दुर्लक्ष केले जाते. शरीर आणि मनाकडे केलेले हे दुर्लक्ष भविष्यकाळात अनेक व्याधींचे कारण होऊ शकते.

स्थूलतेबाबतीत असेच घडते. विशी-पंचविशीपर्यंत अगदी शेपमध्ये (Shape) असलेले शरीर काही वर्षांतच बेढब दिसू लागते. मग काही लोकांना जीन्स, टी-शर्ट घालायची लाज वाटू लागते आणि आपले जुने मित्र/मैत्रीणी भेटले की, ''अरे

बाप रे, केवढा झालायस?/ झालीयेस?'' अशा कॉमेंट्ससुद्धा ऐकायला मिळतात. वर वर पाहता अशा गोष्टी मनावर घेतल्या नाहीट, तरी आतून कुठेतरी 'मी जाड आहे' याची लाज/संकोच प्रत्येक स्थूल व्यक्तीला वाटत असतेच. अशा वेळी एखाद्या फिटनेस सेंटर किंवा जीमची जाहिरात वाचण्यात येते. अशा ठिकाणी जायला हरकत नाही. जरूर जावे, पण आपल्यातले ९०टक्के लोक आरंभशूर असतात. त्यातच फिटनेस सेंटरमध्ये योग्य सल्ला मिळाला तर ठीकच, नाहीतर बऱ्याच लोकांचे वजन फिटनेस सेंटरला जाईपर्यंत कमी होते, पण नंतर ते सोडल्यानंतर पुन्हा वाढते. असे का होत असावे याचा अभ्यास केल्यास असे दिसले की, बऱ्याच फिटनेस/स्लिमिंग सेंटरमध्ये एकाच प्रकारचा व्यायाम फक्त करून घेतला जातो. याबरोबरच बऱ्याच सेंटर्समध्ये उपवास तसेच 'कमी कॅलरी असणारा आहार' यासारख्या पद्धतींचा वापर केला जातो. एकाच प्रकारच्या व्यायामामुळे शरीराला त्याचे सात्म्य म्हणजेच सवय होते. म्हणूनच वेगवेगळ्या प्रकारचे व्यायाम एकाच वेळी करणे (एक आड एक) योग्य ठरते. कमी कॅलरी असणाऱ्या आहारामुळे तात्पुरते वजन घटते, परंतु त्याने अनुत्साह, अस्वस्थता, दैनंदिन काम करण्यास असमर्थता, शरीराची झीज होणे असे प्रकार घडताना दिसतात. त्यामुळे आपल्याला आहार तर घ्यायचाच आहे, पण हा आहार मेद वाढविणारा नसावा, तर शरीराचे पोषण करणारा असावा. व्यायामसुद्धा चरबी घटविण्यासाठी करायचाच आहे. हा व्यायाम तीन वेगवेगळ्या पद्धतींमध्ये आणि टप्प्यांमध्ये केला असता अतिरिक्त चरबी झपाट्याने कमी होते आणि शरीराची झीजही होत नाही.

शरीरायासजनकं कर्म व्यायामसंज्ञितम् ।

(सुश्रुत)

शरीरास भरपूर परिश्रम होतील असे कर्म म्हणजे व्यायाम होय.

व्यायामः स्थैर्यकराणाम् ।

(चरक)

शरीरास स्थैर्य (आरोग्य) मिळवून देणारी गोष्ट म्हणजे व्यायाम होय.

स्थूल लोकांसाठी व्यायामाची त्रिसूत्री

१) योगासनांवर आधारित व्यायाम प्रकार

   (Warm Up & Cool Down Exercises)

२) हृदय आणि संपूर्ण शरीराला उत्तेजना देणारे व्यायाम प्रकार

   (Cardio - Vascular Exercises)

३) शरीरसौष्ठव वाढविणारे व्यायाम प्रकार.

   (Weight Training Exercises)

१) योगासनांवर आधारित व्यायामप्रकार

(Warm Up & Cool Down Exercises)

या प्रकारच्या व्यायामप्रकारांनी शरीरातील स्नायू आणि ज्ञानवाही सिरा (Sensory Nerve) यांमधील संतुलन वाढते. संपूर्ण शरीराला शुद्ध रक्ताचा, पर्यायाने प्राणवायूचा योग्य पुरवठा केला जातो. मस्तिष्क, हृदय, वृक्क, यकृत, पचनक्रियेतील अवयव, फुप्फुसे व अंतःस्रावी ग्रंथी यांची कार्यक्षमता राखली जाते. वजन कमी करण्यासाठीचा मुख्य व्यायाम करण्याआधी स्नायूंना व्यायामासाठी तयार करण्यासाठी (Warm Up), तसेच मुख्य व्यायामाच्या शेवटी शरीराच्या शिथिलीकरणासाठी योगासनांवर आधारित व्यायामप्रकारांचा उपयोग होतो. शरीराचे योग्य संतुलन राहणे, शरीरस्नायूंची तन्यता (Flexibility) वाढणे, हे या व्यायामप्रकारांचे आणखी फायदे आहेत.

२) हृदय आणि संपूर्ण शरीराला उत्तेजना देणारे व्यायामप्रकार

(Cardiovascular Exercises)

स्थूल व्यक्तींसाठी सर्वांत फायदेशीर आणि स्थूलतेपासून मुक्ती मिळविण्यास साहाय्य करणारे असे हे व्यायामप्रकार आहेत. ज्यांना वजन कमी करायचे आहे, त्यांनी हे व्यायामप्रकार करणे आवश्यक ठरते. यामध्ये जलद चालणे, धावणे,

सायकलिंग, जॉगिंग, पोहणे, नृत्य करणे, फिटनेस सेंटरमधील मशीनचे प्रकार जसे ट्रेडमिल (Trademill), इलेप्टीकल क्रॉस ट्रेनिंग (Elliptical Cross Training), क्रॉस कंट्री स्टिम्युलेटर (Cross Country Stimulator) अशा सर्व व्यायामप्रकारांचा समावेश होतो.

वजन कमी करण्यासाठी वर नमूद केल्यापैकी किमान एका गोष्टीचा समावेश आपल्या व्यायामात असणे गरजेचे आहे. कार्डिओव्हॅस्क्युलर एक्सरसाइजेसमुळे (Cardiovascular Exercises) आपल्या शरीरातील चरबी (मेद) वेगाने कमी होते. व्यायामाच्या आधुनिक शास्त्रानुसार हे व्यायामप्रकार नित्य केल्याने कॅलरीज वेगाने जाळल्या जाऊन मेद कमी होतो. शरीरातील चयापचयक्रियेची गती वाढल्याने शरीरामध्ये अतिरिक्त मेदसंचिती होत नाही. तसेच साठलेला मेद वेगाने कमी होतो. या व्यायामप्रकारांमुळे होणारा दुसरा महत्त्वाचा फायदा म्हणजे हृदय बळकट होते. हृदयाचे कार्य सुधारते. कार्डिओव्हॅस्क्युलर एक्सरसाइजेसमुळे उच्च रक्तदाब नॉर्मल होण्यास मदत होते. इन्सुलिन प्रतिरोध कमी होतो. रक्तातली वाढलेली साखर कमी होण्यास मदत होते. ट्रायग्लिसेराइडस्, एलडीएल कोलेस्ट्रॉल कमी होण्यास मदत होते, तर हृदय व रक्तवाहिन्यांना आवश्यक असणारे एचडीएल कोलेस्ट्रॉलचे प्रमाण योग्य होते.

थोडक्यात, या व्यायामप्रकारांमुळे स्थूलता कमी होण्यास तर मदत होतेच, पण त्याचबरोबर हृदयविकार आणि मधुमेहासारख्या घातक आजारांपासूनही संरक्षण होते.

३) शरीरसौष्ठव वाढविणारे व्यायामप्रकार

(Weight Training Exercises)

या प्रकारच्या व्यायामप्रकारांमध्ये वजनांचा (Weights) उपयोग केला जातो. शरीराच्या विविध स्नायूंना सौष्ठव मिळविण्यासाठी या व्यायामाचा उपयोग होतो. या व्यायामाने स्नायूंचे बल वाढते. तसेच त्यांचा आकारही वाढतो. स्नायूंना पिळदारपणा आल्याने शरीराचा आकार चांगला दिसतो. वजन कमी करण्यासाठी या प्रकारच्या व्यायामांचा उपयोग मर्यादित स्वरूपात होतो. याने वजन कमी होते, पण याचा प्रमुख उपयोग शरीरसौष्ठवाकरिताच असतो.

जेव्हा कार्डिओव्हॅस्क्युलर एक्सरसाइजेसबरोबर वेट ट्रेनिंग एक्सरसाइजेस (Weight Training Exercises) केले जातात तेव्हा याचा एकत्रित परिणाम खूपच चांगला होतो. एकीकडे स्थूलताही कमी होते आणि त्याबरोबर शरीराला 'सौष्ठत्व'ही प्राप्त होते.

विशेषतः स्थूल लोकांनी वेट ट्रेनिंगबरोबरच (Weight Training) धावणे,

जलद चालणे किंवा फिटनेस सेंटरमधील कार्डिओव्हॅस्क्युलर मशीन्सचा (Cardiovascular Machines) उपयोग एकत्रितपणे करावा.

आधी कार्डिओव्हॅस्क्युलर एक्ससाईजेस (Cardiovascular Exercises) करून नंतर वेट ट्रेनिंग एक्ससाईजेस (Weight Training Exercises) करावेत.

व्यायामांच्या अधिक माहितीसाठी व कृतीसाठी या पुस्तकासमवेत असणाऱ्या डी.व्ही.डी.चा वापर नियमितपणे करा.

■

डी.व्ही.डी.चा वापर करण्यापूर्वी

व्यायाम सुरू करण्यापूर्वी

आपण हृदयरोग, दमा, मेंदूचे रोग या आजारांचे रुग्ण असाल, तर या डी.व्ही.डी.तील व्यायाम सुरू करण्यापूर्वी आपल्या डॉक्टरांचा सल्ला अवश्य घ्यावा. हे व्यायामप्रकार गर्भवती स्त्रियांसाठी वर्ज्य आहेत. प्रसूतीनंतर दोन महिन्यांनी मात्र हे व्यायामप्रकार सुरू करण्यास हरकत नाही.

व्यायाम सुरू करताना

स्थूलतेवर मात करण्यासाठी आहार-औषधांबरोबरच नियमित व्यायाम करणे अत्यंत आवश्यक आहे. या पुस्तकाबरोबर आपणास मिळालेल्या डी.व्ही.डी.मध्ये आघाडीची मराठी अभिनेत्री सोनाली कुलकर्णी आणि मॉडेल ऋषीकेश करमाळकर यांनी स्थूलता निवारणासाठी अनेक प्रकारचे व्यायाम आपणासाठी करून दाखवले आहेत. प्रसिद्ध कार्डिओ ट्रेनर स्नेहा खिस्ती यांनी सोनाली कुलकर्णींबरोबर केलेले एरोबिक्सचे विविध प्रकार हे या डी.व्ही.डी.चे आणखी एक वैशिष्ट्य आहे. या डी.व्ही.डी.चा उपयोग करण्यापूर्वी या ठिकाणी दिलेल्या सर्व सूचना काळजीपूर्वक वाचा व अमलात आणा. आठवड्यातील सहा दिवस आपणास नियमित व्यायाम करायचा आहे आणि एक दिवस व्यायामास सुट्टी द्यायची आहे. साधरणपणे रविवारी आपण व्यायामास सुट्टी घ्याल, असे मानून सोमवार ते शनिवारपर्यंत करायच्या व्यायामाचे वेळापत्रक खाली देत आहोत. डी.व्ही.डी.मधील त्या विशिष्ट दिवशी करायचा व्यायामप्रकार निवडून टी.व्ही.समोर उभे राहूनच व्यायाम करा. हे व्यायामप्रकार स्त्री-पुरुष दोघांसाठीही अत्यंत उपयुक्त आहेत.

साप्ताहिक व्यायामतालिका

सोमवार   – सूर्यनमस्कार, Warm-Up, Aerobics, Upper Abs, Cool-Down

मंगळवार – सूर्यनमस्कार, Warm-Up, Lower Abs, Bodyline Leg
Stretching, Cool-Down

बुधवार   – सूर्यनमस्कार, Warm-Up, Upper Abs, Pelvic Tilt & Dog
Kicks, Cool-Down

गुरुवार   – सूर्यनमस्कार, Warm-Up, Aerobics, Squats-Lunges-
Triceps, Cool-Down

शुक्रवार   – सूर्यनमस्कार, Warm-Up, Upper Abs, Bodyline Leg
Stretching, Cool-Down

शनिवार   – सूर्यनमस्कार, Warm-Up, Lower Abs, Squats-Lunges-
Triceps, Cool-Down

रविवार   – Meditation For Obesity.

टीप – एरोबिक्स हा प्रकार करताना सुरुवातीला आपणास सगळ्या स्टेप्स जमतीलच असे नाही. यात तीन प्रकार दिले आहेत. पहिल्या प्रकाराने सुरुवात करा. हळूहळू दुसरा आणि तिसरा आत्मसात करा. सवयीने आपणास एरोबिक्सचे तीनही प्रकार सहज करता येतील. एखादी स्टेप जमली नाही, तरी खचू नका. ती करण्याचा प्रयत्न करत राहा.

व्यायाम सुरू केल्यानंतर

डी.व्ही.डी.मधील व्यायाम करताना वर दिलेल्या साप्ताहिक व्यायामतालिकेचा वापर करा. व्यायाम सुरू केल्यानंतर सुरुवातीचे काही दिवस शरीर दुखते. आपल्या शरीरातील स्नायूंना व्यायामाची सवय झाली की, या वेदना नाहीशा होतात.

एखादा व्यायामप्रकार जमला नाही, तर खचून न जाता तो प्रकार सातत्याने करण्याचा प्रयत्न करा. प्रयत्न सतत सुरू ठेवले की, शरीर प्रतिसाद देतेच. व्यायाम दररोज आणि नियमित करा. एकदा तुमच्या शरीराला व्यायामाची सवय झाली की, व्यायाम केल्याशिवाय तुम्हांला चैनच पडणार नाही. आपणास जसजशी व्यायामाची सवय होईल तसेतशी विशिष्ट व्यायामाची संख्या (Counting & Repeatations) वाढविण्यास हरकत नाही. आपण सुरुवातीला ८-१० काउंटचा एक सेट करा. अशा प्रकारे हळूहळू प्रत्येक व्यायामाचे २-३ सेट क्रमाकमाने वाढवत नेण्यास हरकत नाही. सुरुवातीला मात्र आपल्या शरीराला झेपेल एवढाच व्यायाम करा. हळूहळू आपले शरीर व्यायामाला उत्तम प्रतिसाद देतेय, असे तुमच्या लक्षात येईल.

॥शुभं भवतु ॥